# 战胜癌魔

王彦晖　主编

中国中医药出版社
·北京·

**图书在版编目（CIP）数据**

战胜癌魔 / 王彦晖主编 . — 北京：中国中医药出
版社，2020.6
ISBN 978-7-5132-5836-4

Ⅰ . ①战… Ⅱ . ①王… Ⅲ . ①癌—中医临床—经验—
中国—现代 Ⅳ . ① R273

中国版本图书馆 CIP 数据核字（2019）第 247533 号

---

**中国中医药出版社出版**

北京经济技术开发区科创十三街 31 号院二区 8 号楼
邮政编码 100176
传真 010-64405750
三河市同力彩印有限公司印刷
各地新华书店经销

开本 880×1230 1/32 印张 6.75 彩插 0.25 字数 154 千字
2020 年 6 月第 1 版 2020 年 6 月第 1 次印刷
书号 ISBN 978-7-5132-5836-4

定价 59.00 元
网址 www.cptcm.com

社 长 热 线 010-64405720
购 书 热 线 010-89535836
维 权 打 假 010-64405753

微信服务号 zgzyycbs
微商城网址 https://kdt.im/LIdUGr
官方微博 http://e.weibo.com/cptcm
天猫旗舰店网址 https://zgzyycbs.tmall.com

如有印装质量问题请与本社出版部联系（010-64405510）

# 编　委　会

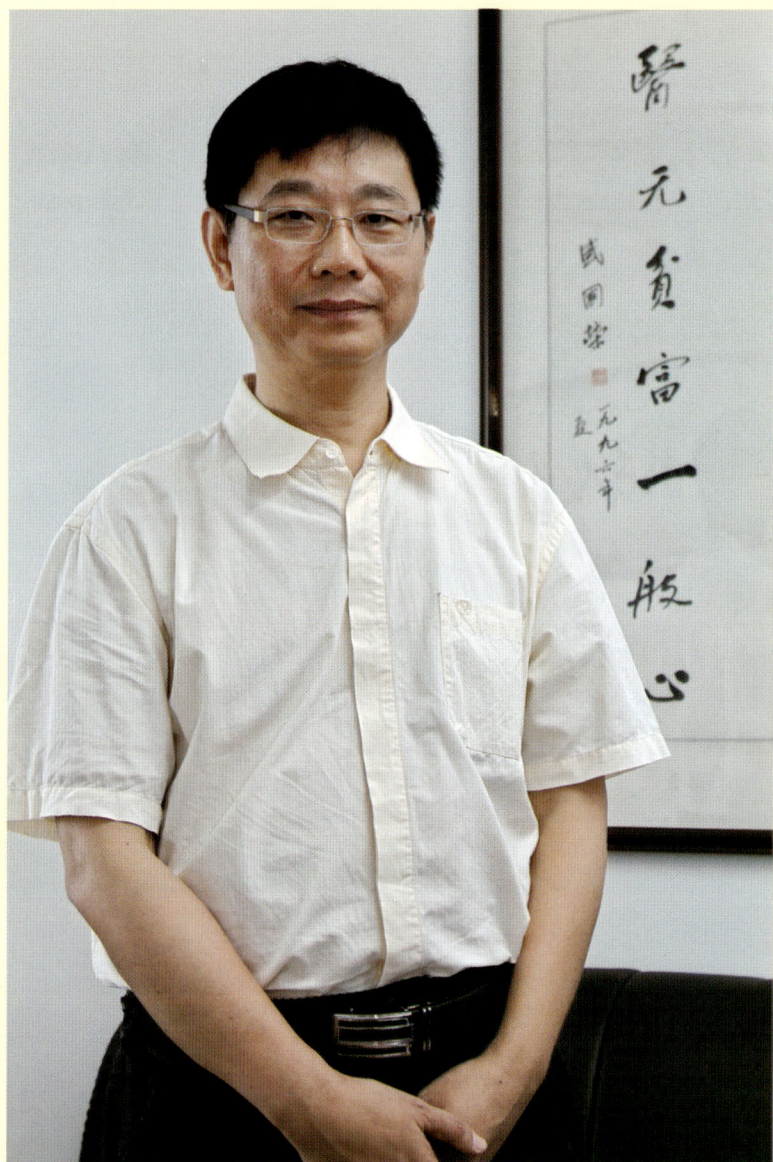

王彦晖教授近照

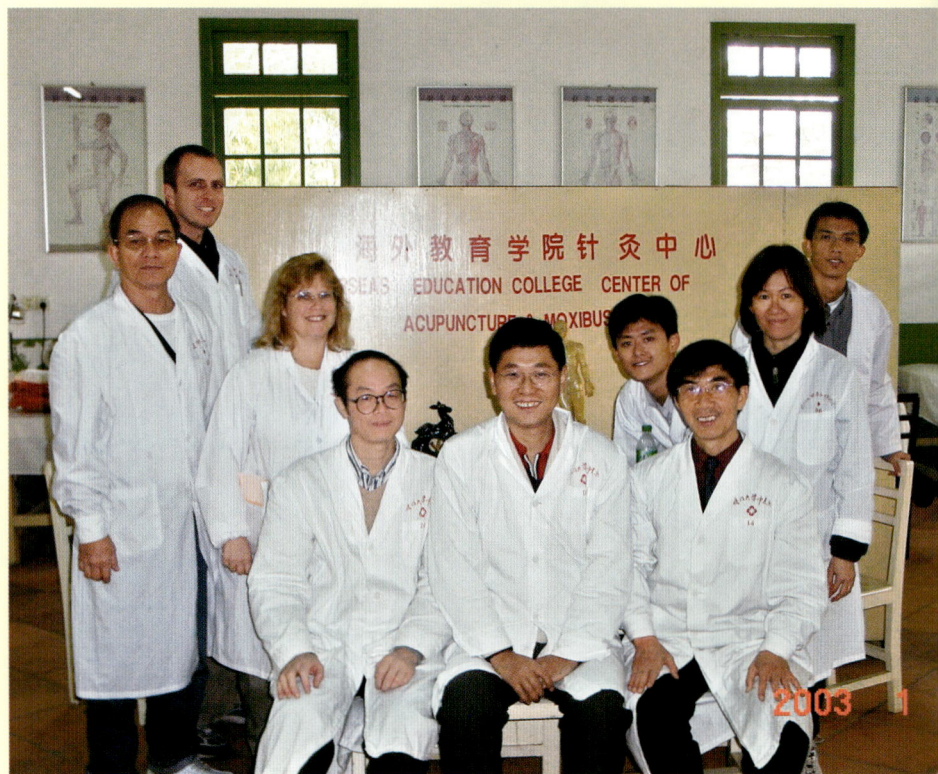

王彦晖教授带教工作

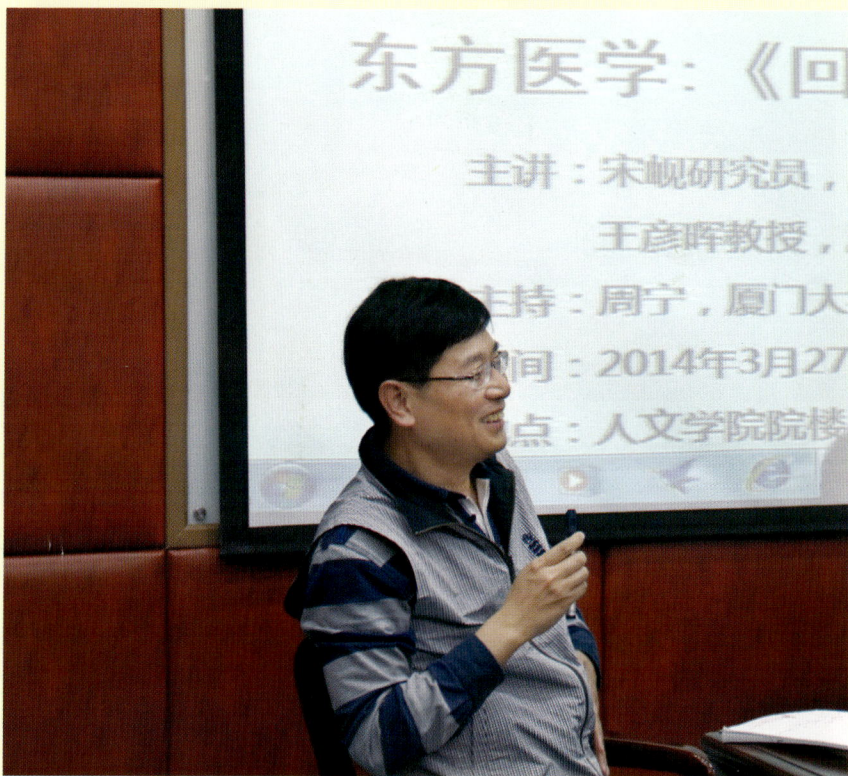

王彦晖教授畅聊中医

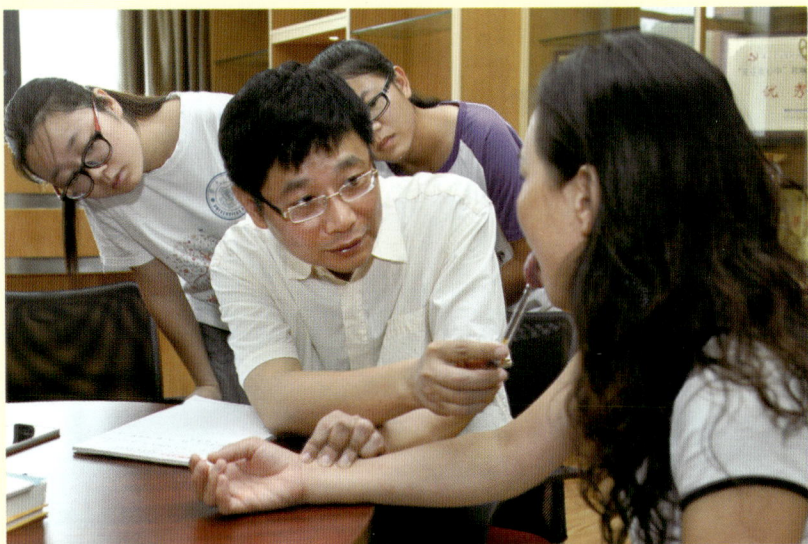

王彦晖教授日常诊病及教学

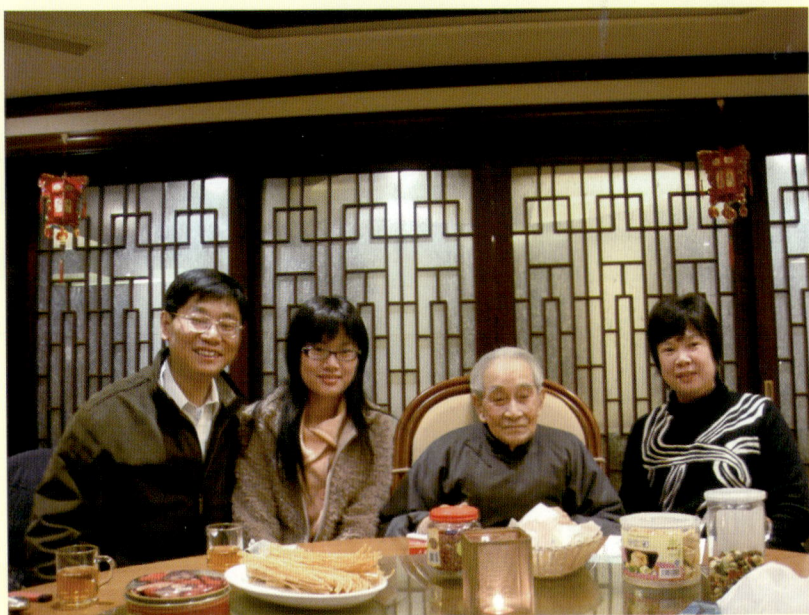

王彦晖教授一家和南怀瑾前辈合影

# 自　序

## 在癌症患者的抗癌岁月中感悟
## 中西医结合的价值

2016年12月2日，樊代明院士在"第九届健康中国论坛"上演讲时说："人的疾病，三分之一不治也好，三分之一治了就好，三分之一治也不好。"这句话，实实在在道出了医疗的现状，我们对于疾病的认知尚属浅陋，诸多疾病治疗效果不尽如人意。人类存在约7000种罕见病，至今仍无药可治。例如肿瘤，占了人类死因的1/4，甚至很多患者"治了不如不治"。

随着人们对生命和疾病微观认识的逐渐深入，医学知识体系越来越庞大，医学分科也越来越细化，甚至走向了极端。于是，患者看病出现了新的难题——到医院后无所适从，不知道该去哪个科，挂哪位专家号。人是一个整体，医学分科后是从局部发力，解决不了全局的问题。医学界不少学者已经意识到医学分科极端细化的弊病，主张从多方面进行"整合"，如中西医结合、防护结合等。然而，中西医矛盾向来尖锐，目前在很多方面仍沟通不畅、争辩不休，"整合"无从下手。许多原本有希望能得到更佳治疗的患者，只得徒呼奈何。

当今世界，最受关注的疾病莫过于癌症，全球约25%的人死于癌症，以至于现在人们已经"谈癌色变"，面对癌症时，发自内心地感到恐惧、无力。洛夫克拉夫特在《文学中的超自然恐怖》中写道："人类最古老而强烈的情感便是恐惧；最古老而强烈的恐惧，则源自未知。"我们之所以畏惧癌症，关键在于对其病因病机认识不够，而理论认知的高度决定了疗效的好坏。

中西医结合理解癌症的病因病机，以 Paget[①] 提出的"种子—土壤"学说为基础。我认为，癌症发生发展的原理与"一粒种子能否发芽"的道理颇为相似。癌症的发生不仅仅是因为原位癌基因的存在，它能否被激活还需要一个被激活的内环境，它的分化增殖也需要一个靶向器官的内环境。癌症之所以发生，须具备三个要素：①"种子"：即癌症的易感基因。②"土壤"：即利于癌细胞生长的身体内环境。③癌肿：即"种子"在失衡的内环境中发展而成的异物，可以形象地理解为"毒草"。这种理论我们称之为癌症的"种子—土壤"学说。

虽然西医学对于产生癌症之"土壤"已有一定认识，但仍缺乏操作层面上的切入点和手段。即使通过手术、放化疗等对癌组织进行肃杀后，由于"种子"尚在，"土壤"如旧，故癌肿复发率居高不下，正所谓"斩草不除根，春风吹又生"。对于基因层面上的"种子"，人类目前尚无有效措施。然而，中医治疗癌症，是以人为本，通过对整个身体内环境即"土壤"进行改造，使改造后的人体内环境不再适合"种子"萌芽，从而达到抑制癌肿扩散或转移之效。

从成功治疗第一例较为严重的癌症患者起，我专门研究中医药治疗癌症已 25 年，其中不乏癌症晚期患者。通过中医药诊

---

① Paget：Paget 与 Virchow 并称为近代病理学之父。他们的重要贡献包括肿瘤生长的"种子—土壤"学说，以及对骨科的 Paget 病、乳腺的 Paget 病、外阴 Paget 病、阴囊 Paget 病等的研究。

疗，大部分患者获得了较为理想的治疗效果，其中一位老先生肺癌术后坚持服用我所开具的中药，调理体质，预防肿瘤复发，长达 18 年。

在癌症的诊疗上，西医学以大数据为基础能较好地反映普遍性规律，其治疗手段丰富且重复性高、操作性强，尤其擅长对局部实体癌肿的治疗；而中医学以整体观为思维模式，擅长对整体"土壤"的改造，强调因时因地因人的个性化治疗。一位患者曾根据切身体会提炼出关于对癌症认识的中西医差异：西医优于"常"，中医长于"变"。这个观点很有意思，有一定道理。对每一位癌症患者或家属而言，中西医诊疗方案的选择是一个极大的难题。通过解析中西医理论，总结几十年的临床经验与体会，我们发现，西医铲除癌肿结合中医药改造内环境，双管齐下，能显著提高治疗中早期癌症的效果。

我时常告诫学生："中医不单是看病，更是重在治人。"治病是医患双方配合的艺术。医者治病之疗效好坏，既取决于辨证施治是否准确，还得看患者是否遵医嘱服药，听从医者建议调整生活起居。希波克拉底① 曾说过："对于一个医生来说，了解一个患者，比了解一个患者患什么病重要。"基于此，该书应运而生。

本书主要由我的两位研究生宛金和张阳扬同学承担对患者的采访工作。采访时，现场观察与直接交流，必须由大脑及眼、耳、鼻、舌、口五个感觉器官同时运作，从而使主观认识与客

---

① 希波克拉底：希波克拉底（前 460 年—前 370 年），古希腊伯里克利时代的医师，被西方尊为"医学之父"，西方医学奠基人。《希波克拉底誓言》是希波克拉底警诫人类的古希腊职业道德的圣典，是向医学界发出的行业道德倡议书，是从医人员入学第一课要学的重要内容，也是对全社会所有职业人员言行自律的要求。

观实际相一致。换言之，要运用恰当的思维方式，挖掘事实所蕴含的更深刻的临床价值。这是个开拓性的工作，也是艰巨的任务！我对他们这项任务唯一的要求就是"客观"！真听、真看、真感受，如实记录，记住真切的、具象的感受，形成准确、鲜明、生动、形象的材料。他们采取"田园式调查"的方法，深入患者家庭，召开小型座谈会，与患者本人及家属共同回忆、讨论患病前后的生活习惯、饮食起居、就医过程等，倾听他们的心路历程。抗癌岁月里，不乏辛酸、痛苦、恐惧，亦有感动、惜福与慰藉……

　　该书中 8 位患者走过了不同的诊疗历程。说来惭愧，作为他们的主治医师，实际上，一些事情确实是第一次知晓，颇受震动。这些材料，可贵在"真"，对于老百姓而言，可作为学习癌症知识的案例、工具书，学而知之，面临抉择时不至心茫茫然；对医学界同道而言，了解患者曲折艰辛的心路历程，有益于我们更好地理解他们、服务他们，此所谓共情。现代科学迅猛发展，中西医已经走在交融的大潮之中，医学终会实现大同，也许百年过后，癌症将不再是难题。希望本书对 8 位癌症患者的专访录，能为医史研究留下一份真实资料。

　　查尔斯·赫尔曼·利亚曾说："对一切图书的真正考验在于它们给读者的生活和行为带来了怎样的影响。"希望本书能通过考验，诸君阅后，有所共鸣，有所感悟，有所裨益。

　　是为序。

王彦晖<br>2020 年 5 月

# 目　录

# 第一章　真实的抗癌人生

## 导　读

本章共总分为四部分——访谈录、医案、医案分析及师评。

**访谈录**：由学生（宛金和张阳扬）对患者及家属进行田园式访谈，客观完整记录患者患癌前后的治疗情况、心境、家庭关系以及生活方式的变化，真实再现患者的生活习惯、饮食起居、就医过程。

**医案**：由学生对患者病情、诊断及治疗进行记录，是值得借鉴的医史资料。

**医案分析**：学生对老师处方进行分析，以方便读者理解其治疗思路、治疗理念以及具体用药特征。

**师评**：王彦晖教授结合患者的访谈事迹，总结患者之所以能取得较为理想疗效的关键契机，并对医案之精华予以提炼。

为方便患者理解，本章采取"按"的形式，对访谈部分看似细枝末节、稀松平常，实则具有临床价值的部分予以标识。

对专业术语，以"注释"的形式加以说明。

田园式访谈共定点采访10人，并且充分考虑到年龄、性别、职业、病程等因素，希望跟他们的原生态谈话能够反映肿瘤患者的整体声音。现将8人访谈录如实列出，让我们共同倾听，他们如何有尊严地度过抗癌岁月。

# 第一节 与其练达不若朴鲁

## ——抗癌十二年专访录

## 导 读

2005年，刘阿姨被检查出患有乳腺癌，随后进行手术、化疗、放疗，后找到王彦晖老师开始服用中药，当采访到阿姨的服药时间时，阿姨说连续服用了8年，我们都很震惊。中药不比西药，煎煮麻烦且服用起来又苦又涩，但阿姨竟坚持了8年……也许就是这种毅力，才使得癌症有好转的趋势。

当我们探究到阿姨的病因时，阿姨提及十几年前的一个心结——赌钱。地下六合彩是我近几年才听说的东西，第一次听说时，是一个朋友的父亲在做此种生意，当时不以为意。通过这次采访，我竟有些埋怨甚至厌恶六合彩。冷静下来后，不禁反省，是六合彩太坏，还是我们的意志力太薄弱？倘若没有六合彩，是否还会出现新的诱惑来扰乱人们的正常生活和安静的心灵？

刘某，女，1957年出生。现退休。

刘：患者。

宛：记者1，宛金。

张：记者2，张阳扬。

李：患者丈夫，李叔。

## 一、十年之约

宛：阿姨，您这个病是怎么发现的呢？

刘：2004年我经常感觉乳房疼痛不适，单位体检时医生诊断为"乳腺增生"，给开了点药吃，吃药后就没什么感觉了。2004年底，我自己发现右侧乳房长了一个"小块"，去医院检查发现"硬块，直径约2.5cm"，明确诊断为"乳腺癌"。

宛：那您之后的治疗经过呢？

刘：在我们当地某医院做了"双侧乳房全切术"，手术后做了6次化疗。2005年底复查发现已经发生"骨转移"，随后进行放疗。3个月后复查，再次发现"骨转移"，又进行放疗1次……反正，我就记得总共做了化疗6次，放疗3次。

宛：您当时是怎么想到看中医的呢？

刘：我的侄子有个同学（推测为厦门大学中医系2004级一学生）曾跟王老师学习，得知我的病情后，建议我去找王老师看病。

宛：您当时看中医时是个什么样的状态呢？

刘：我那时候，可以说已经"虚"到了极点，浑身无力，连爬上三轮车都必须要家人帮忙。当时我的白细胞值几乎为零。

宛：你还记得当初的一些治病场景吗？

刘：记得呀，印象很深刻。王医生接诊后，也没有多说什么，便投入诊疗中。临走出诊室之际，我实在按捺不住，便问他："我这个药要吃多久？"王老师的回答，我到现在还记得清清楚楚——"十年之后你还在吃这个药，就证明你还活着嘛！"从此，我便一直吃，一直吃……

按：正是2006年这位同学的建议，开启了刘阿姨与王医生的"十年之约"。

## 二、一吃药，就是八年

宛：您吃了多长时间的中药？

刘：服了8年，停了2年，之后又开始吃。

宛：这个过程方便讲一讲吗？

刘：刚开始吃中药，仅仅过了半年，我便觉得浑身的力气"回来了"，平常还能骑骑单车走走路散散步。于是我也不去复查了，脑子里就一个念头：好好吃中药。2008年，在王医生的建议下，我终于去复查。没想到这一查，竟发现之前骨转移的部位全部转阴，连为我治疗的西医大夫也连连称奇，说我是"幸运者"！

宛：后来怎么停药了呢？

刘：后来，我渐渐发现一只脚不能走路了，医生认为是放疗的时候损伤了神经。最开始只是单侧的腿走路不利索，后来反复摔伤骨折，发展到2012年，我就得靠轮椅了。到2014年，我觉得反正都十年过去了，也无所谓了，就把中药停掉了。

宛：这次复发是怎么回事？

刘：2016年9月，发现血糖偏高，就去我们当地医院就诊，检查发现卵巢长了一个直径约10cm大小的肿块。西医准备手术，但当核磁共振（MRI）报告出来后，西医医生"吓坏了"，"不敢做了"。我不甘心，转到漳州求医，没想到那边医生看了报告后也"拒收"。说实话，我实在是心灰意冷了，那时，真心觉得我这条命最后的希望就只有靠王医生了！于是，我立马给王医生发短信说明病情。结果，王老师直接对我说："你过来吧！"

张：您吃中药时有什么不舒服的地方吗？

刘：没有。我拿着王老师的处方，回龙海市抓药，里面的天南星，我们这边医院都没有，需到药店去买，但是他们都不卖给我。

宛：这是为什么呢？

刘：他们说天南星毒性很强，别人的处方最多就6克，我这一下子要30克，药店不卖！开始是30克，后面加到50克，我就到医药公司买整包，一千克的，自己按原方每贴中药所需剂量自己放①！

按：服用中药后，刘阿姨出现了所谓的"奇迹"。

## 三、有时，傻点挺好

宛：这么长时间，除了吃中药，您认为在您的日常生活中，还有什么能帮助您身体恢复？

刘：就是心态！

宛：心态……什么心态？信心？

刘：我心里有一个信仰，相信王医生啊。我曾介绍很多患者给王医生，我对他们说，"相信王医生，对自己有信心"，就这句话。

宛：您当时选择中医治疗，竟没半点犹豫？这一点和很多人不太一样，他们在选择中医时往往有很多顾虑。

刘：对，我这个人做事情很简单，不会想太多，买衣服也是，看中了，买了就走，不会一直逛、一直挑。当时我侄子的同学介绍我过去（找王医生看病），我就去了，然后一直吃王医生的药。

---

① 自己放：患者须按照医生指导服用，不可盲目效仿。

宛：您对这个病，上网查过资料吗？

刘：没有，我不会上网，不会玩手机。

宛：您为什么会这么相信王医生？

刘：缘分吧。我做手术之前，就想着手术后一定要找一位中医看病！我相信中医，中医是调节一个人的整体。我一见到王医生，就把自己的健康全权委托给他了。

宛：也就是说，您当时唯一的想法就是把身体的问题交给医生，这么简单？

刘：想太多不行。有一个病人，我曾介绍给王医生，他老觉得医生就是卖狗皮膏药的，不相信医生。我向他介绍王医生，他很纠结，就是不去；后来发现扩散了，又来问我。他就是在网上一直查，还去买了本看舌象的书……他就很会查、很会动脑筋，想太多，反而走（去世）得很快。

宛：您找王老师看病前，有什么期望吗？

刘：没有，我不苛求要活到多少岁，反而觉得能活一天就算一天。我去看病时，曾看到很多病人吓得发抖。我经常躺在床上对自己说："能一觉睡到天亮就好了，明早还能醒来就可以了。"

宛：您的心态是真的很好啊！

刘：王医生也说我这种思想比较好。像我这次介绍的一个女病人，家是漳州旁边一个农村的，她整天把自己封闭起来，以泪洗面。我还劝她丈夫，多叫几个朋去开导开导她。但是，别人去看她，她反而哭得更厉害，好像怕这个病被人知道。

宛：她为什么这么怕人知道呢？

刘：她在农村，周围人似乎挺忌讳，有种说法是："上辈子造了孽，这辈子遭报应。"我附近农村也有个朋友，我去他家做客，去的时候他看着挺热情，泡茶给我喝，我走后，杯子直接丢掉，因为害怕"被传染"。我从此再不去他家了。有的人清楚这种病不会传染，直接说"用我的杯子喝"，我觉得不太好就说"不要啦"，他们反而对我说"怕什么"！这样的朋友，我就会经常走动。

宛：您心态这么好，这是一般人难以做到的，想必也是一步一步调整过来的吧，您能简单说一下这个心路历程吗？

刘：刚开始真的一想到"癌症"这个词儿，不由自主地就会掉眼泪。自己哭完，再自我安慰，自己调整，没什么好抱怨的……当我做手术打麻醉药时，看着墙上的钟显示8点15分时，我就睡着了，等我醒来时，已经出手术室了，当时就想，死掉也就这么回事儿啊，但我还是有一种很强的信念，我不想死。

宛：您当时是有什么心事吗？

刘：我女儿还没成家。我手术醒来，开口第一句就是我女儿的名字，一直喊她的名字咧。刚得病时，我一直哭，说我还没退休；后来退休了，退休金都领了十年，又说，还没看到我女儿出嫁；后来女儿出嫁了，又说，还没看到我孙子；现在，孙子也出生了……就是这样，我的愿望一个一个实现了。

张：孙子还没成家呢。

刘：那不可能啦，太遥远啦，我不想。看到他上幼儿园我就很高兴了。

按：相信医生、积极的心态、热爱生活就是刘阿姨的"法宝"。

## 四、一个心结

张：您家族中有什么遗传疾病吗？

刘：我父亲有食道癌，但是我认为他那是职业病，炼铁的嘛。

宛：您思考过您为什么会得病吗？

张：比如说生活环境、工作压力、心情、饮食、睡眠等。

刘：（笑）我不敢说，可能是那一年，家里赌六合彩输了钱吧。赌六合彩，思想相当复杂。玩得很大，玩得很多，钱都是直接签单（类似押收）。六合彩嘛，最后一个特码，押多少给几倍。输掉，就一直押，这一期输掉了，下一期、下下一期又押……那段时间，思想负担很大，害怕押下去又输了。

宛：您玩了多长时间啊？

刘：半年。有人一个月就把家产全都荡光了，有个开摩托车店的人好几百万的店都输没了，我们家也不是很富裕，所以输了钱会有负担。

宛：所以，这个事是当时一个心结。

刘：是。输了钱，愧对家人。

宛：会抑郁吗？有可能是这个心结导致您得病吗？

刘：抑郁倒不至于，但确实会动不动就掉眼泪（眼圈红），把女儿上大学的学费都输没了。

按："输钱"后的心理负担重似乎是刘阿姨的病因。

## 五、等我病好了，一定打扮得漂漂亮亮的

宛：您那段时间被病痛折磨着，特别不容易吧？

刘：病痛不算什么，最恨人的是钱的事。每次报销真是头疼！有一次，他们说必须复印住院至今的全部清单，才能报销。当时是大夏天，没有电梯只能爬楼梯上四楼，可放疗后我一点力气也没有……

宛：那您身体肯定吃不消啊！

刘：是啊，结果整个龙海的资料都在一个仓库里，得自己找出来。我和女儿就蹲在地上找，后来实在找不到，我只能求助工作人员帮我拿一个风扇。他拿了一堆材料，放在地上，嘴里还念念有词："这不是我的工作范围，我是好心才拿出来给你们找的。"

宛：您当时很生气吧？

刘：嗨，没空儿生气啦！就一个想法——找。就一直找，还真找全了。全部拿去复印后，医保办他们不能报，得去漳州报……当时真是气得要命！

宛：您是家里的老大，是经历过困难时期的人，很能吃苦吧？

刘：是啊，经历过上山下乡，以后无论发生什么事，想想都容易过去。我做手术时，身上连着好几根管子，一只手不能动，另一只手挂着吊瓶，特别难受。化疗时，由于我的静脉过于弯曲，药物一进去，立马肿起来。

宛：结果咧？

刘：后来用一根非常长的韩国的针①将药物打进去。但是每三天必须换一次盖在伤口的贴膜。

宛：好麻烦啊……

刘：还有呢，有一次化疗，针头被直接放在桌上，没消毒就插下去，我回家一看那片都红了，还发烧。我听别人说，手术过后发高烧是大忌。我们赶快雇了三轮车到医院，医生看了

---

① 韩国的针：即中心静脉导管，属于血管内置管的一种，可放置于大静脉中。在肿瘤的化疗中，可以防止化学性静脉炎的发生，防止药液外渗，能为反复输液的患者建立良好的输液通道，避免反复穿刺的痛苦。

说，"哎呀，细菌感染"，马上抽出……

宛：天啊，好危险啊！

刘：是啊，也算是大难不死。

宛：您真是太不容易了，经历了这么多……

刘：这都不算啥！化疗时，盖在伤口上的贴膜，到家后又掉出来了，就雇三轮车回医院，再贴……没办法，必须盖住，不然会细菌感染。后来，护士对我说：你老是贴膜贴不住，我给你推荐一个类似纱布的，但是不好看。我说：现在还考虑什么好看不好看，你就给我贴吧，我现在生病不好看，等我病好了，一定打扮得漂漂亮亮的，那样才好看！

按：在困难面前，阿姨的坚强让我们敬佩。

## 六、那些年，我们苦过，爱过，努力过

张：可以讲一下您上山下乡的故事吗？我来自中国台湾，一直听到内地人讲上山下乡，我对此并不是很了解。

刘：当年毕业时，就像入党宣誓一样，在公园宣誓，立志上山下乡干革命。高中毕业，我就去了，因为那时候正值"文化大革命"，大家都没工作，我的工作就是上山下乡。我和我老公是同学，他下乡一年以后，就去当兵了；我下乡就是好几年。那时候才十九虚岁、十八周岁啊。

李：现在年龄到了，一毕业马上当兵，以前还不行，城市户口不能当兵，要去上山下乡锻炼一段时间才能够当兵。

刘：那我还算好，去一个农场。要是下到农村，更辛苦，必须自己煮饭，什么都得靠自己。我在农场，刚好有一个知青，她会煮给我们吃，但是吃的方面很艰苦，就白开水、大米饭、一碗菜，菜里没有半点油星。蹲在稻田里采草，腿被水泡得长

一粒一粒的"东西",整条烂掉……

宛:这段经历对以后生活有什么影响?

刘:苦啊,我很会吃苦。现在的苦,对比那时,就没什么可埋怨的。

宛:何时回城的?

刘:1980年,全市有一个工厂基层服务职位的名额,我就考了出来。

张:当时结婚了吗?

刘:没有啦。我们1984年才结婚,他当兵也是1980年回城,那时候我俩刚出来,哪有钱结婚?

宛:父母不给钱吗?

刘:父母哪有钱,底下还有七八个姊妹。我结婚时妈妈给了24块,我自己存了一千块。我爱人在上海当兵时,我去探望,看到大上海好大、好漂亮。我想,结婚时一定带爸爸出来玩一趟。就暗暗攒钱,3年存了一千块。我们两口子和爸爸,仨人去杭州、苏州、上海玩了16天,花了800块。还买了一大堆东西回来。

宛:那您二位恋爱谈了很多年,是吗?

刘:就同学啊,我们是高中同学,十年才结婚。

宛:十年爱情长跑啊。

宛:这40多年的婚姻您感觉满意吗?

刘:反正他没变心,就好啦(抿嘴笑)。

宛:阿姨,您这要求太低啦(笑)。

张:您的丈夫这样一路陪您,有没有几句话送给他?

刘:给他几句话?谢谢他,我经常感恩他。感谢他照顾我,虽然他有时脾气火爆,他一凶,我就不理他,但是过后他好了,我也好了。反正这么多年，四十多年了，结婚都三十多年了，我也习惯了。

宛：您的女儿呢？

刘：女儿更乖啦。她不记仇的，头脑比我还简单。有时候被我惹生气了，她就说："妈妈，你现在不要说，明天再说，明天我就忘记生气了……"

宛：您还老操心她吗？

刘：她的房贷能一次性还完最好了。我有时候会想，要是六合彩可以中40万就好了。

李：你要真中了40万，以后又会说再中80万多好，没完没了。

刘：如果我有40万，拿10万给老公，他快退休了，不能再当教练，他喜欢车，给他买车；我在漳州帮女儿买了房子，他们要还房贷，20万给他们装修；剩下10万，我自己爱怎么花怎么花。我睡觉的时候老是在想这个……这是自己跟自己开玩笑，自己让自己开心呢（笑）！

按：和谐的家庭关系是抵御病魔的一大法宝！

**结语**：虽然我是一名医生，但平时也只是了解病人的病情，并未太多了解他们的生活以及心理。采访时，他们让我真真切切感受到了"生活不易"一词。作为晚辈，看到前辈们真实的人生，让我对现在的生活更多了一份珍视，对人生升起了一种莫可名状的敬畏感。

在采访时，令我感触最深的就是刘阿姨的单纯，可以说，阿姨疾病的好转，不复杂的心态起了至关重要的作用。这一方面有赖于阿姨的自我心态调整，另一方面是来自家庭、社会给予她的爱心和关切。

● 【医案】

患者刘某，女，50岁。2006年4月3日初诊。

**主诉：**右乳腺癌术后1年余。

**现病史：**患者自述10年前发现右乳内上象限有肿块，未予治疗。于2005年3月确诊为"右乳腺癌"，并行"右乳腺根治术"。现T6椎体局限性骨代谢增高。刻下：腰酸3天，每逢天气变化时加重，双侧上肢、右下肢麻痹，活动后缓解，胸部手术伤口处时有刺痛，潮热，神疲，头眩晕，纳尚可，反酸，呃逆，嗳气，难入睡，眠后易醒，醒后难复眠，大便一日一行，质偏软，小便黄。

**舌脉征象：**舌质淡，有瘀斑，舌边尖红，苔薄黄，舌根部腻；左脉细滑，右脉细数。

**既往史：**泌尿系感染；脂肪肝。

**家族史：**父亲曾患食道癌。

**西医诊断：**右乳腺癌术后。

**中医诊断：**癌病。

**中医辨证：**肝郁脾虚，痰湿血瘀。

**治法：**疏肝健脾，化痰祛湿，活血祛瘀，宁心安神。

**方药：**温胆汤化裁。茯苓30g，陈皮12g，制半夏30g，制天南星30g，醋三棱30g，醋莪术30g，夜交藤30g，合欢皮30g，生甘草6g，生神曲15g，生山楂15g，姜厚朴12g，炒枳壳9g，炒白术25g。7剂，水煎服，每日1剂。

**二诊：**患者述药后诸症减轻。自觉入睡不再困难，睡眠安稳，近日下肢酸，口苦，潮热。舌质淡红紫，苔黄厚腻，脉滑。在原方基础上加生薏苡仁30g，青蒿25g，醋制鳖甲30g。此后治疗，在此基础上根据症状和体征的改变调整用药。

2006年7月5日复诊，述右下腹痛，右后腰酸痛，活动时加重，静息时可自行缓解，早上纳可，晚上有饥饱不分感，入睡稍难，溏便。舌质淡红，舌尖红，苔淡黄薄腻，左脉滑，右脉细滑。重拟方：茯苓30g，制半夏50g，制天南星50g，醋三棱50g，醋莪术50g，生薏苡仁30g，炒白术15g，姜厚朴9g，炒枳实9g，神曲15g，生山楂15g，陈皮15g，醋制延胡索30g，夏枯草18g，夜交藤30g，合欢皮30g，炒酸枣仁15g，当归15g。此次更方后，诸症明显改善，睡眠良好，二便自调。

此后每月来门诊加减方药一次。2008年4月8日体检报告显示部分转移病灶消失。

继续巩固治疗，至2011年10月2日，诉双下肢酸软，且逐渐加重，14：00~19：00点为甚，嗜睡，多梦。经追问病史，考虑与2005年腰部放疗相关。舌质淡红紫，苔白黏腻薄，左脉虚浮，右脉虚。方药改为：黄芪20g，党参20g，茯苓25g，川牛膝15g，怀牛膝15g，补骨脂12g，炒白术12g，陈皮15g，姜半夏30g，山茱萸25g，狗脊30g，菟丝子10g，枸杞15g，怀山药25g，磁石30g，醋莪术30g，醋三棱30g。此次状态乃病情转折点，从邪气盛变为以正气虚为主要矛盾，虚象慢慢浮现，此后均以此方为基础进行加减治疗。

至2013年9月25日体检一切正常，患者因考虑家庭经济状况，自行决定停药。

2015年10月13日来诊，出示体检报告（2015年9月16日），影像表现示"左侧附件区囊性占位性病变，考虑恶性肿瘤可能，盆腔积液"。甲胎蛋白7.13ng/mL，癌抗原125（CA125）：83.98 U/L。血糖偏高。未行任何西医治疗，决定开始重服中药。刻下：胃胀，便溏。舌紫，舌尖红，苔白腻，脉右细，左弦。方予：党参6g，茯苓30g，姜半夏20g，陈皮20g，生蒲黄30g，醋莪术30g，川牛膝20g，益母草15g，绿萼梅10g，醋三棱30g，炒枳壳5g，合欢皮50g，炒紫苏子30g，生龙骨45g，生牡蛎60g，炙甘草10g，醋制延胡索30g，制天南星20g，泽泻30g。试服7剂，复诊诉服药后半小时发汗、疲乏；过后半小时，血糖降至正常；大便由稀溏变至成形；胃胀消失。仍有小腹酸闷、多梦。加减服用本方巩固至今（2016年7月25日）。

● 【医案分析】

本患者虽然病情复杂、症状繁多，但以痰、瘀为主要病理基础，临证辨象与舌脉，均可反映其体内痰瘀之盛。治疗时以活血化痰为主。气滞则痰凝，气转则痰舒，故使用枳壳、厚朴升降气机，使气机流转，开阖枢机，以利血、津之输布，肿瘤之痰瘀非一般化痰活血药能行，王彦晖教授根据长年临床经验总结，以大剂量三棱、莪术行活血化瘀散结之功，制天南星、姜半夏化死痰、顽痰之阻。非其药不化，非其量不行。脾乃生痰之源，即是化痰之本，故白术、茯苓健脾利湿，辅以神曲、山楂开胃醒脾，既可增强脾胃之气，以利生化之源，又可促进药物吸收。

王教授看病还有一准则，即"六好"准则，使患者能正常吃、喝、拉、撒、睡、笑。理简而道深，故方中配大量夜交藤、合欢皮、生神曲、生山楂，可见其妙。

● 【师评】

读了宛金和阳扬同学的采访录，一时颇有感触。

一则惋惜。患者曾因乳腺癌骨转移寻求中医治疗，幸而大获全胜，基本治愈。病灶消除后，患者曾反复询问，何时停药？此问题实难回答，因为根本没有答案。经过20余年的研究和观察，我基本已形成大致的看法：中医治疗癌症，靶点主要是机体内环境，即产生癌症之"土壤"，治疗癌症本质是改造体质。一个人的体质改造需要3~5年的时间，始得基本完成，因而，大多数病人必须坚持3~5年大剂量、不间断的中医药治疗才能够摆脱癌症复发的最危险期。病灶消失无疑是巨大的成功，但是并不意味着从此便可高枕无忧，因为患者的基因问题无法解决，"土壤"问题随时可能卷土重来。因此，我建议：即便中西医检查都正常了，仍要定期进行中西医检查和中医体质调理。此案正是"治愈"后，没有定期监控癌症，"土壤"问题卷土重来，种子再度发芽。进行土壤监控，是中医得天独厚的优势所在，是肿瘤治疗既不可或缺又无可替代的领域。吾辈自当不忘初心，振奋信心，牢记使命，发扬中医！

二为震惊。患者遭受了各种各样的精神困扰，尤其是周围的人将她当成会"传染"之恶病的源头，避之唯恐不及。此种言行无疑会严重加剧患者的精神困扰，不利于治疗和康复，全社会普及癌症知识非常必要。

如何处理肿瘤患者心理问题呢？医学界对于这一类患者心理状况的研究尚不足，在实际问题面前，认识总是显得肤浅，手段总是显得不足。我们认为癌症病人最大的压力并不是来自于治疗，而是来自于各种心理上的困扰。医生虽然发自内心想要帮助患者解决各种心理问题，但是往往苦于沟通不足，对患者心理困扰无从了解。医生经常要面对并且难以回答的问题是："我还能活多久？"每个病人的病情不同，个体差异很大，实际上具体到某一个病人，医生往往无法确定具体能活多久。一般而言，肺癌晚期通常可以存活3个月至1年，但确诊后活过数年的人也不少。特鲁多医生说，医生"有时是治愈，常常是帮助，总是去安慰"。从提高患者生存质量和有利于改善疾病发展的角度看，大病讲小，将乐观的情绪传达给患者，减小患者的心理压力无疑是最佳选择，也是医生应该做的。但是因为现在的医患关系紧张，医生现在说任何话都需非常严谨，以防出现纠纷。医生和病人往往达不到所期望的像同一战壕之战友的关系。因此医生给患者做出预后判断时，医生无法施行心理安慰，只能据实相告。

另外，提请大家注意的是，目前已有病例显示，肿瘤患者接受过放疗，多年后可能发生组织硬化，治疗起来十分困难，疗效不算理想。针对符合放疗指征的患者，放疗是必要的，然而，"量"的把控亦当重视，过犹则不及！

# 第二节 A＝X＋Y＋Z

## ——甲状腺囊性包块治疗案例

（A：疾病治疗成功；X：审慎的决定；Y：坚定的治疗；Z：积极自我调整）

---

### 导 读

伟大的物理学家爱因斯坦曾经列出了一个关于"成功"的方程式，如今，这个方程式已是全球皆知："成功＝艰苦劳动＋正确方法＋少说空话"。这个方程式是一位天才的大师对成功的最好定义。厦门大学物理系毕业的李先生用自身经历列出了一个关于"疾病成功治疗"的方程式："疾病治疗成功＝审慎的决定＋坚定的治疗＋积极自我调整"。这是一个肿瘤患者对疾病治疗最好的定义。

---

宛：宛金。

张：张阳扬。

李：李先生。

## 一、一位"物理人"的医学观

宛：李先生，在您治疗疾病的过程中，您是怎样看待中医和西医的呢？

李：从理论上讲，中医似"道"，西医像"术"。而且，西医的"术"相较于中医"高出不止一等"，如影像技术、化学分析技术，还有仪器应用、检测手段等。然而，检查之后的治病，呃……

宛：您是说，治病得靠中医？

李：用中医！西医还有待探索。的确，西医擅长迅速解决"局部问题"，但对于整个"系统"的调节，相当欠缺。尤其近几年，这问题愈发严重，西医花了大量人力、物力去精工于术，精益求精，"术"是掌握得很深，但"系统"这一块的缺陷始终未被补足。

宛：怎么理解您说的"术"越来越深，但是"系统"有缺陷呢？

李：打个比方，就光学这一"系统"而言，内容被划分得很细：①几何光学：即传统光学，如直线光学，常见的显微镜、照相机的原理就属于传统光学内容。②物理光学：如波动光学，涉及像我们常说的"光圈"，即光波的衍射、干涉。③量子光学：如激光。三种光学理论完全独立。当研究微观物质时，这些光学理论却完全不适用，只能用"干涉"理论、"波动理论"来解释。而且，单独讲到激光时，上述理论却不适用，量子微动力必须用"粒子论""能态能级理论"来解释。分别教授上述三种光学理论的老师就是这样教我们的，这个学完——forget（忘记）——研究另一个。西医也是如此，研究某一块——忘掉另一块，久而久之，就变成单单一块挖得很深，另一块却不行了，整体联系起来就更不行了。

宛：噢，一个学科为什么会出现这种情况呢？

李：研究科学要出成果、要创造价值，必须研究到微观层面。但是，这一理论不适用于人体。纵然西医越来越"精"，但它在宏观思维、系统思维方面的局限性，恰恰是中医得天独厚的优势。

张：这也是中医学与西医学靠得越来越近的原因。

李：我发现，根本没法与西医讲中医，除了神经科医生。但是，中医与我们"物理人"，交流起来却相当自然、相当容易。奈何，我们学物理的人，在医疗系统里只是个"配角"。

张：怎么说？

李：我与医学很有缘分。大学毕业，我就在研究成像仪器，包括如何将其应用到医学中。早在20世纪80年代，我们就在研究光学信息处理在影像学中的应用，例如B超的后期图像处理。90年代，我们生产出激光仪器用于疾病的治疗，即"激光医疗"。我们公司曾与厦门大学合作，在厦门大学物理系设立公司，在"厦大一条街"开设诊所，将激光医疗仪器应用到不同学科中，如五官科的鼻腔手术、声带息肉手术，皮肤肿瘤手术，光美容、祛痣等。

按：李先生对中西医的看法有自己独特的视角，即中医似"道"，西医像"术"。

## 二、不要轻易割掉任何一个部件

张：当时您这个甲状腺包块，为什么没有选择用西医方法把它割除呢？

李：我相信，每一个部位、每一个器官都有它的功能，不可缺失。

宛：对。

李：这一点，中医很认可，有的西医认为无所谓。可能是我从小受中医熏陶，始终认为"不到万不得已，不做大手术"。手术时经络可能被切断，影响机体功能协调。

宛：您认为有经络的存在？

李：当然，如果是恶性肿瘤，肯定必须进行手术。当时我在体检时发现有甲状腺结节，持续观察了3年，直径从1.2厘米长到2厘米，其他检查都正常，就那么点儿东西，没太当回事儿。

宛：后来怎么就突然长大了？

李：可能那一年工作压力大，突然间就长起来，肿得很明显，压迫感、异物感相当强烈。我很紧张，立马到医院五官科就诊，医生一看，"不得了"，说必须马上手术切掉。我查阅资料得知对这个病很多人选择手术，但是术后由于缺失了甲状腺的功能，必须终身服药……

宛：对，终身补甲状腺素。

李：外来的药物，不一定能补上全部功能。手术很简单，术后并不简单。所以，我继续寻找保守疗法。某医院内分泌科，有一个方案是通过酒精将结节固化，但是必须先做穿刺。我连检验费都交了，一想到穿刺也是一种有损伤的操作，还是没做。

张：T3、T4检查结果怎么样？

李：T3、T4正常。但是，五官科和内分泌科的医生还是很担心，结节太大了，继续长大，很可能会影响呼吸。

张：压迫气管，呼吸受阻，吞咽也可能受阻。

李：某医院另外一位西医医生，与王医生是朋友。他告诉我："手术虽然轻松，但术后可能还会长，因为你有这样的体质。"他建议找王医生，服用中药试试。

按：李先生对自身疾病的信息采集非常细致，对其认识也很理性，对于治疗手段的抉择亦非常审慎。

### 三、吃中药，它真的在缩小

李：王医生讲，结节直径在2厘米以下，一般没问题，是他的拿手好戏。但我是多发性结节，最大约6厘米×4厘米×2.6厘米。他说试试看。

张：嗯，您吃药有什么反应吗？

李：刚开始，药下得很重，我一直拉肚子。王医生说，每天拉三次以上就停药。按原方剂量我坚持吃了半年，半个月去调一次方，服药这半年感觉比较辛苦。

宛：您感觉吃药辛苦，除了拉肚子，还有其他不适吗？

李：我一直有哮喘病，"大发作"没有，"小苗头"不断。一旦开始觉得"虚"，有哮喘发作的迹象时，王医生就会调整处方，让我平稳度过。王医生认为我属"气虚"，治疗应补气与祛邪并用。这个平衡，王医生调得蛮好。

李：大概服了半年药，肿块长势就停住了。当然，也跟我工作压力减轻有关。很多病人到这个阶段，反而坚持不下去，好不容易身体吸收药物，对肿块起到一定抑制作用，就不吃药了，结果病邪又卷土重来。王医生让我坚持服药，但我根据自己的感觉进行了减量，半个月的药我吃一个月。我的观点是：体内保持一定药物浓度，没有什么疗程，不存在什么疗程。

宛：您服药大概多少时间以后，肿块开始减小？

李：吃药一年后，肿块慢慢变小。连续几年下来，实际上吃药频率有在下降，现在每3个月找王医生看一次。去年11月份，B超显示最大结节只有二点几公分。B超医生对比以前的报告，惊呆了，他说二十多年来从未见过吃中药把这个东西变小的，迫切地问我中医大夫的名字。

张：那服药期间肝肾功能检查有问题吗？

李：都正常。

张：之前的前列腺问题呢？

李：我有前列腺肥大，平时尿频，一应酬喝酒，就难受。所以尽量做到：第一、减少刺激，第二、避免感染。实在不行，我就去王医生那里针灸。

按：李先生的甲状腺肿从之前最大约6厘米×4厘米×2.6厘米到现在直径最大2.3厘米，可谓是一种睿智的坚持带来的成功！

## 四、器质性疾病找西医，功能性疾病靠中医

宛：您说到，小时候长期受到中医熏陶，有什么故事可以跟我们分享吗？

李：我在鼓浪屿长大，鼓浪屿的医疗条件是当时最好的。厦门市第二医院，也就是教会医院，是厦门最早的教会医院。

张：产科之母就在那里。

李：对，林巧稚就这里培育出来的。当时鼓浪屿是外国租界，西医早在一百年前就进来了。鼓浪屿在20世纪30年代是全世界的第二大富豪岛，人均产值（也称作人均GDP）居世界第二。

宛：20世纪30年代？

李：20世纪30年代，抗战中后期。因为是外国租界，日本人还不能乱来，所以有很多富豪，因此医疗条件非常发达，家庭医生非常多，真正有本事的人也很多。中西医都有各自的"粉丝"。我们从小头痛脑热、感冒发烧，一贯都是吃了西医的抗生素，再找中医调一调。

张：您是从那时候起就有了中西医结合治疗疾病的概念的？

李：对，还有一次，我打羽毛球时，不慎腰扭伤，西医怎么治都不见好。对于扭伤性疾病，西医最头疼了。他们查找原因，说颈椎、腰椎有问题，需要手术。当时我才17岁，去了中医院，旋转推拿，三下五除二，不到俩月就好了。所以，我们从小的观念就是：器质性疾病找西医，功能性疾病还得靠中医。

宛：这种观念，现在很多人都没有。

李：确实没有，现在中医被西医排斥得过头了。西医大发展的同时，中医进步不是很明显。

宛：您是怎么理解中医发展慢呢？

李：中医发展碰到的最大问题是，它是依靠师父传徒弟传承，要师父手把手带，中医是靠"工匠精神"传承。现在呢，很多人只懂原理，不懂看病，但帮病人解决问题才是最重要的。

宛：是的，现在很多中医学院也在反思。

李：还有中医的理论，比如木火土金水，老百姓听不懂。倒是我们"物理人"能找到一些理解它的办法，用我们传统的物理学去解释，还能讲通很多东西。但未经科学验证，作不得数，这就是麻烦之所在。

宛：王老师也一直致力于中医现代化的努力。

李：对啊，确实有必要努力，理论解释不通，加上西医攻击，再对比西医的较大进步，中医就变成"没落"了，老百姓一被"洗脑"，"一边倒"，就蛮可惜的。

按：李先生从小的观念，器质性疾病找西医，功能性疾病靠中医，可谓是先进、有智慧！

### 五、闽南地区的中医文化

张：当您选择不接受手术治疗的时候，家人的态度如何？

李：我们家确实有些人支持，有些人不支持，不过，支持中医者还是占大多数。

宛：大多数啊（笑）！

李：不能确定是癌，没人同意手术。经常听说，谁谁谁长一个肿块，吃中药就"消"掉了，我们家整体上对中医还是比较认可的。

张：在我们闽南一带，很多人都是这样认为。

李："西医治标，中医治本"，这个观点在我们这里（指闽南一带）还是比较根深蒂固的。这个是闽南文化，福建的文化。就厦门的医疗事业来讲，西医的人才聚集赶不上北京、上海和广州，没那么强势。

宛：所以，中医的传统文化还没被挤压得那么厉害。

李：对，没被挤压得那么严重。在有些城市，中医被排挤得很"边缘化"。实际上，很多事实证明，中医这套方法，与西医可以互补。20世纪80年代，有一阵子"练气功"很时髦，我们确实亲眼看见气功对部分疾病有益，甚至有些临床治疗效果欠佳的，气功却能发挥出作用。虽然都不是很严重的病，但我认为保健这一块，气功不可或缺。中医跟气功相通的嘛，所以我……

宛：所以，您就更相信中医啦！

### 六、岳母与鹤翔桩功

宛：您平时怎么保养自己？

李：我们家很多案例，越是身体强壮的人，反而说不行就不行了，就是不注意保养。我在家里排行老幺，从小就体弱多病。我打小一有点小病小痛，都是西医解决急性问题，中医调理彻底断后（笑）。保养的话，我比较推崇：一、中西医结合，二、加强锻炼。

张：您有练武，或者运动吗？

李：我们这种工作性质，只有自己多注意日常生活中的调理。我太太对食疗有点兴趣，我俩平时就多走走路啦。在我们身边很多人练气功，效果确实不错。我岳母从20世纪80年代开始练鹤翔桩功，那时她才50岁，到现在90岁，身体一直很好，她自认为自己那一套保健方法蛮好的。我也经常向她老人家学一些简单的功法。

宛：您认为最好的保健方式是什么呢？

李：最好的保养，实际上就是健康的心理，合适的营养，规律的生活，再加上适度的锻炼，要适度（强调）！我不讲究竞技型运动，更喜欢走路、游泳、旅游这些。

张：您睡觉大概是几点？

李：晚上10点半到11点左右睡吧。

张：大概几点起床？

李：我很能睡，一般早上6点半到7点起床。

宛：睡眠真挺好的。

张：跟王老师差不多。

按：保养就是健康的心理，合适的营养，规律的生活，再加上适度的锻炼，李先生总结的真是到位！

## 七、调时差就是吃当地的"营养"

李：我是比较注重睡眠的。毕业后的前10年，我一年中在海外的时间大概占三分之一，基本上是当天就能把时差调整过来。

宛：怎么能调得那么快呢？有什么小窍门吗？

李：严格按照当地时间作息。比如说，到美国时，一上飞机就把自己想象成美国人，乘务员也会按照美国时间发放餐食，哪怕你当时很不想吃，但是你要明白美国现在这个时刻就是"饭点"。

宛：不想吃，也得吃。

李：对，也得吃。也是按照当地时间睡觉、起床。飞行途中已经很累了，但如果到那边是白天，就扛到晚上再睡，睡足了，第二天自然而然就调过来了。

张、宛：（笑）厉害厉害。

李：岁数大了，调得比较慢一点，可能当天调过来了，过两天它又"反弹"回去了。一定要坚持，过一段时间就好了。调时差的精髓就是，按当地的生活规律作息，也是符合自然规律的。我最近看了一本书，书上讲如果出国还按中国的时间，那就相当于"吃"不到当地的营养。

宛：营养吸收也是会跟着天地周转而改变。

李：对，"入乡随俗"，到一个地方去必须要主动调节，适应当地的时辰。你不能说我是中国人，就按中国的时间来，那样生物钟就乱套了。

按：李先生讲"调时差"就是要"吃"到当地的营养，真有中医的"天人相应"观的内涵在里边！

### 八、物理学里的医学答案

宛：您刚才谈到以物理学来解释中医学，能谈谈具体想法吗？

李：我以前搞医疗美容，做激光医疗，从20世纪90年代开始就接触到全息技术。

宛：全息技术？

李：全息技术最大的原理是，拍一张照片，然后把这张图片敲成100块，每一块都能再现它全部的图像，这叫全息照片。图像之间有什么差别——清晰度不同，越大的图片清晰度越高，也就是说，每一个信息源它都有，只是清晰度不同。

宛：这和中医有什么关系呢？

李：人体不同腧穴、经络有其各自所属的脏腑，腧穴是其所属脏腑患病的反应点，这就是映像的原理，对不对？所以，身体的全息，与物理学光学的全息实质是一个完全一一对应的呼应关系。中医应用很广泛的耳针、脚针、掌针，都是映射，而这些映射是最自然的映射。

宛：您在工作中有碰到过很有趣的全息案例吗？

李：有啊，当时试验最好玩的一个是，某医院一个医生做一台肾相关的手术，X线片拍出来竟找不到肾。然后他就把X线片交给我做处理，我最后还原出的图片，清清楚楚地显示出两个肾，这与他手术验证相吻合。肉眼看不出来的东西，不代表它不存在；X线片上的东西看不见，也不代表它不存在，这就是全息原理。从这个维度上讲，中医在做耳针治疗时，疼痛点与身体的某个细胞、某个脏器联动，这便是对全息原理的科学解释。

宛：全息理论，就像您刚才所说的"肉眼看不到，但是它确实存在"，类似于我们中医讲的"气"，您相信"气"的存在及作用吗？

李：相信的，虽然看不到，但通过我说的空间滤波器做处理，就能把这个信息增强。

宛：您看，中医有很多很多东西，我们根本解释不了，可能只是现在我们解释不了，也许将来的某一天，就能够解释了。

李：是的，我再举个例子，是量子力学的一个东西。90年代，气功很时髦。我有个亲戚，是物理系的教授，他研究气功。他在研究中碰到了一个难题：一张胶片，用布蒙起来，是黑的，然后让气功师发功，它就亮了，重复做了十几次，都成功了。接下来在大家面前表演，表演当天，来的人很多，然而胶片上竟什么变化也没有，试验彻底失败。

宛：可能是当时他紧张了，某个磁场改变了。

李：针对这个问题，我做了几个猜想：人的情绪是波动的、可调节的，他平时做试验都处于一个稳定的情绪状态，表演当天，来的人很多可能影响了他的情绪。并不是他发不出"气"，而是发出的"气"不能匹配。从物理学角度来讲，表演时，他发出的"气"的波长，已经超出了胶片感光的磁场范畴。从波动光学理论来讲，胶片未捕捉到"气"。从量子力学来讲，粒子流具有不同波长而且不是恒定的，粒子流与情绪、营养状态、精神状态息息相关；他的粒子流可能是跳跃的，无法捕捉。总而言之，检测不到的东西，不代表它不存在。

宛：很有道理！

李：还有一个"场的效应"问题。在我看来，中医最神奇之处是脉象。脉诊，相当于捕捉生命体的一个状态的特征。如果是机器号脉，是号不出精华的，它只能测出脉搏的次数、搏动的强弱、节律等。与低等机器人不同，人在诊脉时，本质是一个智能体与另一个智能体的结合。这个动作可小看不得，实际上，诊脉时，医生的"场"已经同病人的"场"结合在一起，他们相当于成为"连体动物"了，所以医生能感应病人身上的信息。

宛：信息的交互。

李：当然，这个功夫不是一天两天、读几本书就能炼成的，必须经过大样本案例的积累、归类与分析。中医治疗是一种差异化的治疗、个性化的治疗，绝不是标准化的治疗。未来中国会发展得更强大，势必要彰显传统文化，社会结构的变化决定了个性化的治疗肯定更胜于标准化的治疗，这也是中医的独特性与优势所在。

张、宛：谢谢，谢谢您！

宛：您今天说得很深刻，为我们提供了很多的思路。您思考问题的角度和层次，真的不同常人啊！

李：（笑）哈哈，因为我是搞科研出身，又回厦门做生意，后来还去搞企业……

按：李先生可谓高瞻远瞩。

**结语**：采访李先生，令人印象最深的是他思考问题的深度与广度。他并不是一个中医人，但是当谈及我们中医界比较招人责难的问题时（如气、经络存在与否），李先生竟然解释得科学、巧妙，令我等长期浸泡在中医环境内的人都叹为观止，并颇受启发。这让我想到一句话：即使身处不同的行业，但各自走到"塔尖"的人，终会不期而遇。

李先生是一位很有成就的人，通过和他的对话，我们感觉到，他对于自己的身体、疾病、医生，都有一个独立的、明确的判断，遇事相当有主见，能理性把握诸事。这可能也是他在事业上的态度和作风。借由他的开阔视野和活跃思维，将中医与物理联系起来，对于我们而言，实为一次有趣的学习过程。

● 【医案】

患者李某，男，58岁。2014年2月26日初诊。

**主诉**：发现甲状腺肿块3月余。

**现病史**：2013年11月5日单位组织体检时发现：①甲状腺囊性包块（3.9cm×2.5cm）；②左侧甲状腺多发低回声结节（大者约0.8cm×0.5cm）；③右侧甲状腺低回声结节（大小约0.3cm×0.5cm）。患者平时自查发现结节有所增大。于2014年2月18号做超声检查，结果提示：甲状腺左侧叶囊性病变、甲状腺左侧叶多发低回声结节（大小1.2cm×0.6cm×1.0cm）。刻下：纳眠可，二便调；舌淡红紫，苔黄厚腻，左脉弦，右脉弦细。

**既往史**：前列腺病史。

**西医诊断**：甲状腺结节。

**中医诊断**：瘿瘤。

**中医辨证**：痰湿积聚，肝郁气滞。

**治法**：化痰祛湿，疏肝理气。

**方药**：温胆汤化裁。党参45g，平贝母60g，茯苓25g，姜半夏30g，皂角刺15g，醋莪术30g，醋三棱30g，川牛膝20g，黄芪15g，泽泻30g，生龙骨45g，生牡蛎60g，炙甘草6g，肿节风30g。7剂，水煎服，每日1剂。

后以此方为基础，根据病证变化调整处方。

2014年4月2日来诊，诉CA125稍高，余无明显不适。根据舌象脉象诊断后，减少补气用药，加大软坚散结与活血祛湿用药力度，方药调整为：太子参25g，浙贝母30g，平贝母50g，醋莪术50g，醋三棱50g，川牛膝20g，姜半夏50g，茯苓30g，陈皮15g，炒枳壳5g，泽泻30g，生龙骨45g，生牡蛎60g，肿节风30g，射干15g，焦山楂25g，合欢皮30g，生甘草6g。持续服药，并在此基础方上，根据舌象脉象以及症状的改变，调整用药。

2014年5月，患者因"痔疮、脱肛"行"痔疮切除术"，遂自行停服中药。

2014年底，做超声检查提示：甲状腺右侧叶大小约1.9cm×1.1cm，峡部厚约0.2cm；右侧叶有低回声结节，大小0.6cm×0.4cm，边界清楚；甲状腺左侧叶增大，内可见多个混合性回声团块，较大的为4.1cm×3.2cm×3.4cm，边界清。患者可自行触及肿块。由于超声检查提示甲状腺结节多发，且有增大趋势，续服中药巩固治疗。

2015年11月15日，定期行超声检查提示：甲状腺左叶内见一个混合性回声结节，大小约18.0mm×13.4mm×13.9mm，边界清；甲状腺双侧叶内皆可见多个低回声结节，右侧最大的约6.0mm×4.3mm，边界清。刻下见：舌紫（＋），苔白腻，左脉弦（＋）滑（＋）大（＋），右脉虚（＋）。方药调整为：党参25g，茯苓30g，醋制延胡索30g，平贝母30g，姜半夏20g，醋莪术30g，醋三棱30g，川牛膝25g，生龙骨30g，生牡蛎60g，炒枳壳6g，生甘草10g，合欢皮30g。14剂，水煎服，每日1剂。

2015年12月9日来诊，诉甲状腺多发结节较前缩小。之后皆在此方上根据病证变化加减，巩固治疗。

● 【医案分析】

王彦晖教授认为，对于甲状腺多发性结节，纯中医治疗明显更胜一筹。该患者甲状腺结节数量较多、体积较大，教科书上首选手术治疗，但临床发现手术后结节往往容易复发，甚至可能会出现恶变的趋向。甲状腺结节的病机与肿瘤的发生在本质上具有一致性，皆可用"种子土壤"理论加以解释。只要管控好甲状腺结节生长的"土壤"，就有可能不再复发，甚至结节缩小。

该患者除甲状腺结节外无明显临床症状；根据舌质淡红紫，右脉虚，左脉弦，诊断为痰湿积聚，肝郁气滞。在治疗时选用姜半夏、平贝母、浙贝母、牡蛎等化痰软坚散结，合欢皮、炒枳壳、陈皮等疏肝理气，醋制延胡索、三棱、莪术等活血化瘀，黄芪、党参、炙甘草等补气健脾，根据病证变化恰当调整处方用药。

本病案中患者坚信中医具有治疗效果，并且在结节不断增大的过程中，获得王教授支持，坚持采用纯中医治疗。王教授对治疗期间结节不断增大这一现象，进行了探讨、总结后道：调理体质如同开空调除菌，密闭的空间中长了霉菌，且湿度很高，开空调之初，霉菌并不会一下子消失，甚至还可能继续增长，一段时间后整个空间才会处于和谐稳定状态，然后霉菌才会逐渐消失。只要确定"空调"开启，且没有即时危害，则可以坚持服用中药进行调理。患者从2014年初开始接受治疗至2015年初期间甲状腺结节肿块有不断增大趋势，直至2015年11月15日超声提示：多发性结节皆显示缩小减少。此时患者自行触摸肿块已不再那么明显。证明此论点是客观可靠的。此外，本病案中医患之间建立的信任关系也十分重要，患者并未在肿块增大时改变治疗方案，在医生指导下能够在自身认知范围内选择优良的治疗方案。这对很多人来说具有一定的借鉴意义。

● 【师评】

看到对李先生的访谈，颇多感慨涌上心头。李先生讲，从前厦门人讲究"先看西医，后看中医"，这个是非常好的经验。比如，我们很常见的感冒，在进行抗病毒、抗细菌等治疗后，症状消失，感冒"好"了，然而，机体实际上仍然存在受损的情况。这种情况西医不易察觉，当然也就无从治起，而这恰恰是中医最擅长的。

我最喜欢的是李先生这样的病人——能够理解中医，能对中医建立正面的看法，但不迷信中医，盲目地相信中医只会害了中医，正如古人常说，"仁者寿，智者寿"。所谓的智者就是像李先生这样的人，用智慧和知识管理生命，调理自己的身体。

治疗过程中，李先生的甲状腺结节最终缩小，与此同时，他的哮喘病也临床治愈了。30年的宿疾，不再发作，这就是中医的厉害之处！究其原因，中医治疗的本质是以改善体质为核心，针对人这个整体，打造一所健康细胞的"游乐园"，让所有的"好细胞"活得开心，充分发挥正能量，鼓舞正气。"正气存内，邪不可干"，"邪之所凑，其气必虚"。正气渐旺，自然而然，之前所有因正气不足所致之病或症便"不药而愈"。

不过，我不主张患者自行更改服药周期！治病玄妙之一在于"时机"，肿瘤治疗尤其注重时机的把握。肿瘤细胞生长变幻莫测，既然药至效达，自当趁热打铁、斩草除根，以绝后患，患者擅自停药或更改服药周期，有可能贻误时机，以致病情迁延，甚至"春风吹又生"。

李先生虽谈到了中医的道理，但尚未讲清楚。很多人虽承认中医能治病、中医是有效的，但对中医的道理却不理解、不认可、不承认。中医之所以存在，是因为其独特的学术角度和不可替代的作用。这也是我为什么一定要求我的学生务必学好西医的原因。只有清楚西医擅长什么，中医擅长什么，真正地了解两个生命学科的优势与不足，求同存异，取长补短，才可能成为一位合格的医生。

什么是中医理论？从《内经》时代开始，中医理论语言体系的主体便是元气论、阴阳理论和五行学说。这些理论是古代的中国人基于自然界的规律总结而出的，曾经是普适性很强的理论，各个领域皆可适用，并且都在使用，就像现在我们用物理化学和生物理论解释万物一样。但是，现在仍然使用元气论、阴阳理论和五行学说作为学科语言的学科寥寥无几，于是，中医学与其他学科就没有共同语言了。

中西医理论的学术角度是完全不同的：现代的自然科学（包括西医）是建立在微观层面，用原子、分子和细胞解释各种现象，进而指导实践；中医学是从宏观层面把握各种规律，有效指导临床实践，这在目前仍然是不可替代的。

中医理论存在两个难点：第一，知行合一难以实现。李先生非常有智慧，他谈道：中医发展碰到的最大问题是，它是师父传徒弟，而不是靠教师教学生；光靠读书不够，还要靠师父手把手带，中医是靠"工匠精神"传承。并指出目前学院教育的不足之处——知行合一、理论联系临床方面亟待改善。第二，中医理论的现代化问题。中医学实现现代化的标志之一，就是理论上能够与其他学科沟通，这个问题需要全人类共同努力。

这就类似于一个英国人听不懂汉语便责怪中国人不会讲话，要求中国人必须讲英语。中医学自有一套合适的理论有效地指导临床，其他学科（尤其是西医学）要求中医学必须按照它们的语言体系说清楚是没有道理的，这种做法只可能造成它们与中医背道而驰。正确的途径当为：中西医相向而行，相互学习，相互借鉴，逐步沟通。

# 第三节　故知足之足，常足矣

## ——记录一段跨越海峡两岸的中医缘

### 导　读

下午5点，抵达台北。阴天，天空飘着毛毛细雨。望着台北101大厦，不禁联想到，小时候，我们要去厦门，必须从金门（家乡）——飞到台北——转香港——抵厦门，如今自己在厦门大学念书，往返金厦，竟比往返台金更为便利。今天，我只花了半日不到的工夫，就完成了厦门——金门——台北这三地的跨越。这是10年前根本不敢想象的事！思及此，胸中一股热流油然而生……海峡两岸，这么近，那么远。

驱车前往廖先生家，一路所见，台北的道路较大陆更窄、更小，建筑也不及大陆的宏伟、气派，但却更加井然有序，人车来往互相礼让，鲜少听到鸣笛之音……这一刻，我觉得，台北很可爱。

廖先生的采访虽较为短少，引用王彦晖老师的一句话，"只要是好的东西，无论中西医，都要拿来用"，寥寥数语，振聋发聩。阅世间百态，品尘间凡事。正如老师常说的，实际上任何医学都是不完美的，都有它的无奈。人生亦是如此，承认事实，才能达到真正的豁达，福至心灵。

张：张阳扬。

廖：廖先生。

### 一、突如其来的噩耗

张：您当时的发病经过方便试述一下吗？

廖：我长期在外奔波，约有四年之久未曾做过健康检查。2009年，我小孩所在的公司，与一家医院有合作，可享优惠，所以她特意叫我回来做一个体检。恰好，该医院核磁共振设备刚刚到位，直接做了核磁共振检查。一检查，就发现肺部有一颗……

张：结节？

廖：对，核磁共振报告一出来，外科医生要求马上处理、不能拖。

张：面对这么突如其来的疾病，您当时是怎么自我调节的呢？

廖：当时真是来得太突然了，平平常常做一个体检，怎么就要开刀了呢……后来，还是听从医生的，马上手术，进行术后化疗。

张：化疗做过几次？

廖：2009年底手术，2010年3月开始化疗，一个疗程6次，一个月1次。

张：有什么副作用吗？

廖：前面3次化疗，反应非常强烈，一直吐，浑身无力，别人讲话好像都听不懂似的。6次放疗结束后，有朋友建议我找中医调理。我到厦门找到王医生其实是一种缘分。我第一次看中医时，并不是他，而是另一个。那人让我不必亲自过去看病，他说直接把药给我寄过来，太离谱了，我感觉遇到了"江湖骗子"，药也没敢吃。

张：中医讲求望、闻、问、切，四诊合参。

廖：他的药，一剂至少五万台币，共9500多人民币。

张：这真的太夸张了！

廖：我只能说被骗了一万块。

按：由于工作繁忙，廖先生疏忽了正常的体检，偶然一次竟发现了肺部有肿瘤。

## 二、为时两年的中医保健

廖：一个厦门的朋友向我推荐王医师，这个朋友的亲戚有肝的问题，完完全全吃王医师的药，吃了两年多，现在状况非常好。我一想，反正已经到厦门了，不妨去试试看。

张：盛国荣中医门诊部吗？还是厦大医院门诊部？

廖：将军祠那里。以前，我特别容易咳嗽，比如，空气稍微不好，立马咳嗽。找王医师第一次诊病时，老毛病又犯了。第一剂药，吃到第4天，咳嗽症状消失，这是我当时服药后最大的改善。第二个礼拜，我又去调整处方。刚开始3个礼拜，每个礼拜去1次；后来每个月去调整一次……将近吃了两年。

张：此外，您有再找其他中医吗？台北到厦门，着实远了点。

廖：没有没有，我感觉自己的体质"服（适合）"王医师的药。西医，我一直在追踪。昨天，我才去某医院（省略医院名字）复查了。

张：有复发吗？

廖：没有。

张：这两年，吃药过程中有没有不舒服的地方？

廖：没有。但是，最后一次的中药，我并没有吃完。当时，王医师来台湾，我与他见面，一起聊天、吃饭，他为我重新把脉、开药。那次的药，我吃了两剂以后，就此停药了。

按：廖先生手术化疗后，为调理体质，开始服用中药。

### 三、去日本做干细胞移植

张：2009年发现这个病时，您选择的治疗方案是手术——化疗——中药，是吗？

廖：相当于中药是最后一步，化疗之后，后续调理。手术时，这个结节割下来大约2厘米。后来，我去日本做了干细胞移植①。

张：我的研究方向是肿瘤，我们的团队一直致力于找到肿瘤治疗的最佳方案。王老师说，只要是好的东西，无论中西医，都可拿来用。关于干细胞移植，我们也有相关涉猎。您是在怎样一个机缘下，选择干细胞移植的呢？

廖：今年，我有几个朋友都去日本去做干细胞移植。相当于对整个身体全面做一遍检查，哪里存在不足，就在哪打干细胞补足。

张：疗程呢？

廖：一般情况下，一个疗程6次。通常，两个月1次，最快也要一个月1次。我只去过5次。

张：输完之后，感觉如何？

廖：精神比较好。我一些朋友都把这看作是保养。

---

① 干细胞移植：干细胞具有再生各种组织器官的潜在功能，医学界称为"万用细胞"。干细胞移植是指经实验室分离、培养后，将增殖的干细胞注入回人体内，通过多功能活化细胞自我靶向性功能准确到达相应的受损器官和组织，以达到修复衰老、病变的细胞，重建功能正常的细胞和组织的目的。

张：价格呢？

廖：每个人不一样，像我朋友的是几百万，我比较少，差不多60万。

按：停药之后的廖先生，去日本做了干细胞移植，当作一种保健。

## 四、谁是元凶？

张：您家族中有人得过这个病吗？

廖：没有。父亲患有高血压，母亲患有中风。

张：那么生活环境呢？成长过程中曾长时间、大量接触过粉尘吗？

A：我是做房子的，早期接触过建筑工地这类环境。不知道跟抽烟有没有关系？我早年抽烟很厉害，最多时候每天2包，直到心脏出问题，才戒烟的，戒了大约12年。我是在戒烟差不多第四年时，健康检查发现这个病的。

张：这个也讲不太清楚，临床上是有的。

廖：也许，人的体质、习惯、习性，长期依赖的东西一下子没了，其他东西就跑出来了呢。

张：生活环境呢？

廖：我早年一个人在泰国生活和工作，后来又在上海有公司，两边跑，非常累。

张：熬夜的情况多吗？

廖：熬夜，家常便饭啦。因为我们工厂24小时运转，我基本上都睡在工厂，有事情就得起来，经常三更半夜起来转一圈，巡视一遍。

按：生意人的繁忙劳苦从中可见一斑！

### 五、我的抗癌心得

张：您对养生有什么自己的经验？

廖：肿瘤只是一个问题，需要去面对，不要去害怕，心理调整很重要。我得病后，公司大大小小的事，我一概不参与，慢慢结束、休息。我现在，上海的工程、泰国的工程，所有工程都结束了，该卖的卖了，该处理的处理了，任何的烦事不再去想。

张：饮食方面呢？

廖：我不是特别讲究，也没有忌口，喜欢什么就吃一点。

张：您看病时，王老师有对您提过饮食方面的特殊要求吗？

廖：西医建议我多吃牛肉，补充能量，加强营养。但是，王老师没有强烈要求过必须吃什么不能吃什么。我的饮食习惯，从以前到现在，基本没变。

张：心态呢？

廖：这种事情（癌症）发生了，就面对！停掉一些琐事，给生活做减法，我就到处去玩，走走路，打打球。

按：给生活做减法不失为一种智慧的养生守则！

**结语**：《道德经》云："罪莫大于可欲，祸莫大于不知足，咎莫大于欲得，故知足之足，恒足矣。"知足者，内心不贪婪，不被过多欲望所束缚，索取适度，收放自如，喜不乐极，失不绝望，如此方可长久。

王老师的癌症病患群体中，治疗效果比较好的，患者多半处于半休状态。我们每天向患者叮咛，不要太拼，注意养生。佛家有云："世间无常，不可执着。"然而知者易行者难，"天下熙熙，皆为利来；天下攘攘，皆为利往"，面对手边上的真名实利，又有几人能看淡、放下。廖先生在经历过癌症后最大的变化，就是他对事业的"放下"。像他这样真正洒脱、不执着的人，会更容易面对人生的大起大落。

对于干细胞移植这个新事物，老师常常教导我们："不要排斥西医，不要排斥任何东西。"在生命的探索上，无论中医，还是西医，都在为人类的生命奉献，都有其独特的价值。作为医者，我们必须承认"生而有涯而学而无涯"，也要接受世界的"多元性"，以及人生的不可控性。老师时叹："医生的能力真的有限。"这大概是一位行医半生的老医生最真实、最坦诚的独白吧……

### ●【医案】

患者廖某，男，60岁。2010年4月1日初诊。

**主诉**：右肺癌术后1年余。

**现病史**：患者于2009年体检时发现：肺部结节，直径约2cm。后行"右肺肿瘤摘除术"，病理诊断为右肺恶性肿瘤。术后辅助化疗6个周期，化疗后出现乏力、剧烈呕吐、反应迟钝、咳嗽、偶流鼻血等症状。刻下见：咳嗽，痰少量，咽痒，常鼻衄（每周约1次），难入眠；舌质淡（＋）紫（＋＋），苔薄白，脉滑（＋）弦（＋）大（＋）。

**个人史**：吸烟史（约40支/天），已戒烟4年；长期粉尘接触史。

**西医诊断**：右肺恶性肿瘤。

**中医诊断**：癌病。

**中医辨证**：痰湿瘀血，肝气上逆。

**治法**：化痰祛湿，活血化瘀，平肝降逆。

**方药**：浙贝母100g，丹参50g，醋莪术50g，醋三棱30g，茯苓30g，炒白术15g，炙甘草12g，制半夏50g，制天南星30g，生牡蛎100g，生龙骨30g，生神曲25g，炒莱菔子15g，合欢皮50g，夜交藤30g，泽泻30g，天麻25g，枇杷叶30g，紫菀12g。7剂，水煎服，每日1剂。

**二诊**：诉服药4剂后咳嗽症状消失，咽痒症减，无鼻衄，睡眠改善。刻下症见时烧心，伴足跟痛。原方基础上加吴茱萸3g。此后治疗，在此基础上根据舌象和脉象以及症状的改变，调整用药。持续服药至2014年5月16日。并每年例行体检至今，未见明显异常。

● 【医案分析】

患者定期体检，具有极高的自我健康意识。在肿瘤发生早期能及时发现肿瘤，并迅速进行手术根除，术后根据需要进行了辅助性化疗。在化疗后出现诸多不适，又及时寻求中医进行状态调整。此病案堪称中西医结合治疗肿瘤的典范，正如王彦晖教授常言："中、西医准确结合是治疗肿瘤疾病的首选，在疾病发生时能够选择最优的治疗方案对于后期预后是关键性选择。"

此病案中，患者关注自身健康，定期体检，能及时发现肿瘤并行手术治疗，切除病理产物，控制病根。实际上，西医学已逐渐发现，单纯切除病理产物，远远不能达到治疗的目的。于是，根据ASCO2014指南标准，建议采取术后放、化疗，进而达到消灭肿瘤的目的。然而，临床发现放、化疗有较多毒副作用，甚至影响机体正常运作。该患者放化疗后出现乏力、剧烈呕吐、反应迟钝、咳嗽、鼻衄等诸多症状，影响了日常生活质量，故选择中医药辅助治疗。

初诊时，患者症见咳嗽、咽痒、鼻衄、脉滑（＋）弦（＋）大（＋），舌质紫（＋＋）等。中医认为脾乃气血生化之源，该患者化疗后，脾胃受到损伤，导致气血生化不足，故重用茯苓、炒白术、炙甘草等健脾；脉滑弦大，为肝气上逆之征，然患者正气尚足，故重用天麻、生龙骨、生牡蛎、泽泻平肝潜阳，紫菀、枇杷叶等降逆止咳；舌紫，表明患者体内瘀血严重，故重用丹参、醋三棱、醋莪术活血化瘀，并结合肿瘤"痰湿气结"之特点选用浙贝母、姜半夏、制天南星、炒莱菔子等化痰去湿，兼用神曲消食化积、顾护脾胃，夜交藤、合欢皮等安神以助睡眠。

中医辨病与辨证相结合，在治疗癌症过程中，根据患者所处的状态进行辨证论治，可有效缓解患者痛苦，促进机体自我修复，提高患者生活质量。

● 【师评】

人生在世，当通晓世间种种言论，广学万物诸法。正如幸饶弥沃如来佛祖传授之"五明学科"：工巧明、声明、医方明、因明、内明，即工艺学、语言学、医学、逻辑学与认识论、佛学。该患者囿于自身认知，后期未选择继续治疗，实际上太可惜了，他是应该继续的。正如我在第一个患者（刘某）讲过的观点：当癌症病人处在相对安全和稳定期后，中药还要定期地服用，哪怕不是天天服药，也要间断来看诊服药。很多慢性病，尤其涉及体质调理的，亦是如此。因为这既有调理体质（土壤）的意义，还有中医的实时监控的意义，是非常有必要的。

中医通常认为癌症之病机在于因虚致实，此观点基于中医理论基础与大量临床经验而得出，有一定道理，但切勿一概而论，认为癌症患者须用补药。"虚""实"皆属宏观概念，病之治则不等同证之治法，具体到某个阶段，凡用补剂者，须符合中药指征。该患者纯属实证，对于他的治疗，我全程并未使用补药。廖先生身体素来结实，之所以患病主要责之休息不足，根本上是生活压力太大引起的。生活不规律，睡眠不足，病机关键在于气滞血瘀，痰湿内生。

当今社会，这种气滞证屡见不鲜，多数是由于生活压力过大，睡眠不足导致的。气滞证大约相当于西医所说的应激状态。气滞证的身体处于应激状态，应激状态导致交感神经过度兴奋，内分泌紊乱，然后免疫系统功能低下或者错乱，很多自身免疫性疾病，比如红斑狼疮、强直性脊柱炎等都是这样产生的，身体的监控功能错乱，就会出很多问题。

值得一提的是，我们发现这类气滞血瘀痰湿内阻的病机，基本上已成为许多生意人的"通病"。摸廖先生的脉象，发觉其体质很好，但是由于生活不规律，长期精神压力大，因此出现气血津液运行堵塞，病理产物停聚，肿瘤因而产生。

# 第四节　绝望与希望

## ——一名佛弟子的抗癌十二年

**导　读**

　　赵女士是一名皈依多年的佛弟子，她经历了生生死死、大喜大悲。她接受我们采访的初衷，便是帮助更多的人，这也是她的修行。与之长谈，我们对中医、疾病和生命又有了新的认识。不同的角度，不同的声音，亦是不一样的人生。

宛：宛金。
张：张阳扬。
赵：赵女士。

## 一、契　机

　　宛：学姐，您介绍一下病情经过，好吗？

　　赵：2005年8月17日，发现这个病，至今已有12年。2005年12月25日，也就是在化疗的第二个阶段，开始吃王老师的药。

　　宛：怎么会找到王老师呢？

　　赵：我父亲的一位好友，我将他视为恩人。他当时患了肠癌，某医院（此处省略医院名字）束手无策，只好让他回家，他抱着"死马当活马医"的心态找到王老师，至今仍健在，还去了欧洲。

宛：所以说，从一开始您就非常相信王老师？

赵：是的，因为他是我的恩人，所以我对王老师，没有过丝毫的怀疑。我想，这是一个非常好的基础——"因"。

按：赵女士在化疗开始后马上采取中药的治疗，至今12年，也算是一种人生的幸运。

## 二、化疗真的很可怕

宛：您是化疗的第二个疗程开始吃中药的，一共化疗了多少次呢？

赵：12次。

宛：也就是说，中药几乎伴您走完了化疗的全程？

赵：是的。化疗于我，形同地狱。如果没有王老师的中药，12次化疗，我是无论如何也坚持不下来的……太苦了！腰痛得直不起来，连喝水都是苦的，闻到任何油烟都会吐……

张：确实很痛苦，很多病人也有这个反应。

赵：化疗非常可怕，我早上去，化疗大约需9个小时，晚上回来，有时候回不来，基本上得靠两个人架着，才能爬到三楼，走不到家门口就会喷射性呕吐。那时，我的孩子才8岁，被吓得每晚做噩梦，半夜哭叫着醒来……我能活到亲眼看到孩子上大学，我们全家人都非常感谢王老师的大恩大德！

宛：您怎么看待化疗这种治疗方式呢？

赵：如果有可能，我希望不做化疗。

宛：为什么？

赵：化疗的每一秒，都是煎熬，那不是疼，是极度的恶心，你要在最恶心的状态下坚持8个小时。

宛：您有用什么办法来缓解不适吗？

赵：化疗时，如果实在受不了，我就听佛乐。现在，那一支佛乐，我一听到，就会想吐……你能想象吗？

张：化疗后的其他副作用，您有吗？

赵：有啊，掉发，每次化疗下来，至少瘦4斤，然后，我就拼命吃，拼命吃，吃吃吃，把自己养得像一个气球一样，再去做下一次化疗。

宛：会吃得下去吗？

赵：吃不下。硬塞！为了活着。我的孩子还那么小……

按：听到赵女士的化疗描述，若非心存坚定的信念和强大的毅力，着实难以坚持下去！

## 三、中药之效

宛：吃中药期间，有什么不舒服吗？

赵：没什么不舒服。（笑）我这个身子骨，一堆的毛病。我的睡眠很不好，肠胃功能很差，还有肾结石、肾积水……前段时间，长了个蚕豆大的甲状腺结节。我把以前的报告都带来了，你们看。

张：TSH值偏高。

赵：现在基本上不高了。才吃了几个月，就正常了。当时，我把检查报告给王老师看，他说："没关系，它怎么来的，我们也可能让它怎么回去！"你可以摸一下，基本上都摸不到了，原来像蚕豆那么大呢！

（宛、张轮流进行触诊）

宛、张：嗯嗯嗯，无法触及。

张：这12年，您一直坚持吃中药吗？

赵：没有，停了一年。我母亲是2013年3月26日走的，从她生病、住院到过世，前前后后有一年时间，我没吃中药……我顾不了……（轻微抽泣）。

张：人之常情，请节哀。从那之后，就一直吃中药吗？

赵：后来肺部长了结节，我再没停过中药。肺部结节也很可怕，某医院肿瘤内科的一位主任，让我做穿刺，还通过熟人给我打折。我之前做过3次穿刺，太痛了！（摇头）

张：后来，您做肺部穿刺了吗？

赵：太痛了，不敢做。我现在都不敢去医院了。反正，我就是吃中药，吃王老师的药。你看，这不是好了吗？

宛：那您的肺部结节呢？

赵：肺部结节，我也不管了，反正能好……其实，好不了也没关系。王老师跟我说过："每个人身上都有癌细胞，常见的结局是带瘤生存。如果不痛不痒，能过得舒舒服服，何苦纠结于它？"所以，我不担心，也不害怕。

按：中药全身调理体质，可见一斑！

## 四、信任的力量

宛：是什么让您如此相信王老师呢？

赵：作为一个病人，最重要的，也是最基础的，就是对选择的大夫绝对性的信任——信任他的品德，信任他的医术。如果这一点都做不到，将信将疑，效果肯定不理想，干脆别找这个大夫。

宛：将心比心，您的话，我相信任何一位医生听到，都会非常感动、非常欣慰。

赵：我和王老师接触愈久、愈深，愈加敬重他的医德。

张：怎么讲？

赵：我同学的哥哥得了肺癌，我把他带到王老师那看病。王老师把完脉后，让她哥哥和嫂子出了诊室，然后，对我和他妹妹说："中药可吃，也可不吃。"我们都很惊讶："那还是吃，至少求个心安。"王老师说："如果想吃药求个安慰的话，可以吃一点，但是，我必须跟你说，可以不用吃了，不到一个月他就得走了。"

宛：后来呢？

赵：后来，哥哥走了，他妹妹哭着对我说，他们到多家医院看病，都让做一堆检查，钱上万上万地花，可王老师一旦认为药是无效的，便一分钱没让她出，只是挂了个号。她说："我相信这个医生的人品。"

张：这样的事例，我们采访其他患者时也多次听到。

赵：王老师对我的恩情，磕头都报答不了。有一次，我母亲大半夜跑了，我一个人打车满城找，的士费都花了1200多。我自己生了病，母亲还这样，我觉得很苦，忍不住向王老师哭诉。王老师对我说："你不是佛弟子吗？世间一切皆是无常，皆将败坏。这种事也是无常，不会很久。你还是抓紧时间、孝顺母亲吧。"果然，不久后，母亲离世。

宛：老师的境界我们真要好好学习！

赵：佛教云人生八苦，我常常迷失，陷入"苦"海，想不通，挣不脱，跳不出。每当这种时刻，王老师就会指点我：这些都是暂时的。如果一切都是暂时的，还有什么可执着的呢？生而为人，我们来这世上走一遭，最大的价值就在于可以帮助更多的人。王老师不仅仅给我看病，还给我做思想工作，让我去帮助他人，助我脱离苦海，生活在正能量之中。

张：老师的境界很高啊。

赵：一个医生，无论是中医，还是西医，如果仅仅把它当作一门"生意"，他永远也到不了王老师的境界。

按：良好的医患关系是治病的基础，不论中医还是西医，共勉之！

## 五、父亲的病

宛：您父亲也是因为癌症过世的，您得病有没有遗传的可能性？

赵：不是遗传。我与父亲感情非常好，他过世对我打击太大了，我接受不了。从他得病开始，我每天都在哭……

宛：这种生活状态持续了几年？

赵：从我爸爸生病到去世，6年。我想就是长期的压抑与悲伤导致的。

宛：那6年里，您一直心情很悲伤、一直哭？

赵：恩，2006年，父亲去世。2005年我查出患癌症，2005年8月10日住进医院，一个星期后做的手术。

张：您父亲过世时多少岁呢？

赵：74岁。我父亲是人文学院副院长，为人善良，在学生中口碑很好……遗憾的是，当时尚未认识王医生……我希望，我们的故事，能够让更多病人知道，少走弯路，少受点罪。

宛：您幼时身体怎么样？

赵：我是7个月的早产儿，从小就体弱多病。

宛：您有没有想过，得这一身的病，不只是因父亲生病而悲伤引起的呢？

赵：那是最直接的原因。

宛：看到至爱的人处在极度的痛苦中，而你又爱莫能助的话，真的很可怕。

赵：我爸那个人，很坚强，不愿意麻烦他人。痛到无法入睡，也硬忍着，黄豆大的汗珠像水一样滴下来……

宛：您同父母的关系很深厚啊，不然也不至于对您的影响如此强烈……

赵：一整晚，不停地采血，不停地量体温，不停地输液，不停地翻身，老人遭多大罪，哎哟……（咂嘴）离医院500米开外，我就开始紧张……医院的气场、磁场，让我不寒而栗。

按：每个疾病都是有诱因的，生活的意外我们无法避免，但是人生的养生观，应时时注意！

## 六、我

张：您的工作压力大吗？

赵：蛮大的。我是机关最底层的职员，管公章的，忙起来连上厕所都没空。王老师曾说，他的病人中疗效较为理想的，都处于半休的状态。因为他这句话，我就非常努力地去争取半休。

张：您是从小就在厦门长大？

赵：不是，我出生在新疆乌鲁木齐，十一岁半，随着父母工作调动，到了厦门。

张：适应吗？

赵：刚开始，非常不适应。在新疆，学校上午五节课，下午就去放羊、去玩儿。结果到厦门的学校，由于基础很差，只能拼命读书，累得半死。

张：（笑）。

赵：教育环境不一样，刚开始我交不到朋友，我看他们像怪物，他们看我也像怪物。

张：（笑）。

赵：听不懂闽南话，一开口说闽南话，全班就笑翻了。

宛：您性格很敏感吧？

赵：超级敏感，超级多愁善感，超级会胡思乱想……学佛之前，整天胡思乱想。但是，敏感这种特质，有好也有坏，我对佛法也超级敏感。

按：一个来自乌鲁木齐的"怪"女孩！

## 七、我眼中的中西医

宛：您如何看待西医和中医两种不同的治疗方案呢？

赵：这也是我一直在思考的，如果当时不手术、不化疗，直接吃中药呢，行不行？我觉得也未必不可。我现在这个结节，不手术，不管它，也消了……

宛：那时（2005年）已经确诊为恶性肿瘤，但是这个（肺部结节）尚不能确诊是癌症。

赵：佛法有云，万物皆无常。我这个肺部结节，可能是癌，可能不是癌，可能是潜在的癌，即癌前病变。我真的有足够的勇气，完全靠王老师给我治疗，不手术。要是我当时（2005年）有那样的勇气的话，就更好了……

张：也不能这么说……

赵：如果医生决定手术自己就去手术，是下下策。

宛：西医医生也是医生，王老师也是医生，您绝对信任王老师，完全不信任西医，是双重标准哦。

赵：我不是双重标准。这不是信任王老师，还是信任其他医生的问题。首先，必须信任自己。如果对自己缺乏最起码的了解和认识，无论信任谁，都不靠谱。

宛：嗯。

赵：其次，万物皆有本能、有直觉。小动物生病会凭本能找药吃，为什么人不能呢？人虽为万物之灵，若不能"法天则地"，心中茫茫然，岂不是连蚯蚓都不如。相信自己，对自己负责，通过长期的观察和直接接触，形成了我对中西医的判断。

张：基本理解了您的意思。

赵：对于癌症，中医与西医的理解大相径庭，西医是一个"常"的认识，中医是一个"无常"的理解。实质是绝望与希望的区别。

张：西医是绝望的理解、中医是希望的理解？

赵：王老师的原话，"它怎么来的我让它怎么走"，这种底气，让我坚定这个信念。西医则是"割掉割掉割掉，赶快割掉"！（笑）

张：（笑）。

赵：如果现在让我重新选择，我不会手术，也不化疗了，就吃王老师的中药！但是当时不行，当时怕死。

宛：现在不怕死了？

赵：得癌后的12年里，我结交了很多病友，各种癌症患者，这是很大一个群体。从他们身上，我发现一个规律：越是怕死的人，越是死得快；越是不怕死的人，越是死不掉。怎样才能做到不怕死呢？第一，绝对信任你所选择的中医，把命交给他；第二，牢记"无常"这个观念，万物皆在变，万物皆可变。怎么变呢？我特别赞同王老师的癌症"种子—土壤"学说，就是通过改变"土壤"来控制疾病。

按：赵女士对中西医的认识，以及所结合的佛教观，听起来也是别有一番滋味！

## 八、兰之猗猗，扬扬其香

宛：您从何时开始信佛？

赵：（笑）机缘巧合。2005年6月25日，皈依；生病后，我找到我的师傅，他告诉我，不要怕，听医生的，该怎么治就怎么治。

宛：您从何时开始接触佛法？

赵：1988年大学毕业，1991年参加工作，然后就开始接触佛法。

宛：那时候很年轻啊。

赵：有一种天生的归属感。一个同事在电梯里播放观音佛号，我听了顿时心生欢喜，一问才知，唱的观音菩萨圣号，然后我就去南普陀寺买了一盘磁带，结果，全家人都很爱听。

宛：那您学佛后有何体会？

赵：帮助我解除病痛苦难的，除了王老师的中医中药，就是佛法。佛法主张万事皆无常，若执着于"有常"，就会痛苦。

张：哦。

赵：有位上师曾对我说："心有一念，脉有一结。"因果，因尚在，果难除。如果不真正从心进化，光靠身体上的治疗，治愈是很困难的。

张：对。您的道友、佛友给予您很大的力量啊。

周：上师的智慧与慈悲心，让我悟道：生死本身是一件很自然、很随便的事。但是，这个悟道的过程很艰难。

宛：方便说一些悟道方面的细节吗？

赵：第一次，我跟他说："我快死了！"

他说："我也快死了。"

我甚是纳闷："为什么？"

他说："汶川大地震，你知道，多少人在你之前死了吗？他们的生命都曾是那么鲜活、那么健康……"

不久后，新闻，又报道了一起空难事件，某国发生海啸。他问我："你怎么还没死？这么多比你健康的人，都死了。"

每每，他都问我："你怎么还没死？"抑或，"既然快死了，为什么还纠结这么愚蠢的问题？"

于是，我也扪心自问："那么多比我健康的人，都死了，为什么我还活着？"

宛：嗯，经历过重病濒死或大灾大难的人，往往会对生命有着深层次的领悟。

周：我们将未来的某个时间点定义为"死亡"，这个时间点之前的生命定义为"活着"。人们熟悉活着，不熟悉死亡。人对未知的东西都有一种陌生和害怕感，这也是常人会害怕死亡、逃避死亡，甚至消极等死的原因。

宛：上师通过反复向您问询，让您重新定义"这个时间点"，并且反复提及"死亡"这个敏感字眼，让您认识死亡、熟悉死亡、熟练超越死亡的方法，时刻准备迎接死亡的来临，甚至有些期盼死亡这个"老朋友"的到来。

周：这就是佛家所讲的"超死亡"。修行人的快乐是置之死地而后生的快乐，脚踩死亡，以对生命的敬畏，跳着超越生死的舞蹈！

张：今天真的太感谢学姐了！

赵：我也很感谢你们！这也是个善缘。你们有写书的愿望，我有帮助更多人的愿望。如果你们还有什么需要，尽管跟我联系。

张：谢谢，谢谢，太好了。

赵：我有一条经验，希望你们可以把它写进书里，被需要的人看见，特别恐惧之时不妨借助于念佛经。

张：佛经?

赵：有段时间，我整夜噩梦，常常哭醒。从某一夜开始，我便听着佛号入睡，我听的是《一声佛号一声心》，竟能一觉睡到天亮，十分吉祥。有时候，人们只能控制白天的思维，无法控制自己的无意识，夜晚进入无意识状态又会陷入恐惧之中，佛号对这样的病友帮助特别大。

张：一定会如实记录，让更多的人获益。

按：诚如赵女士所说，我们有写书助人的愿望，她有通过自己的患病治病经历帮助更多人的愿望，我们的交集也许真的是一种善缘吧。

**结语**：《金刚经》的偈颂："一切有为法，如梦幻泡影，如露亦如电，应作如是观。"万事万物皆如梦幻泡影，皆是此刻有、彼刻无的无常，皆将败坏。真实的心性，是一切万法的本体，不生不灭。只有深入观想其无常，才能放得下、不妄想、无疾苦。

有常与无常，这是采访后令我感触最深的两个词，想到王老师指点赵女士"这种事也是无常的，不会很久"。我们的生活中，所谓烦恼，不正是因为尚未看透无常，执着于有常，爱别离、生怨憎、求不得……平添痛苦。思及此，便能释怀。

"癌症病人大多是被吓死的"，这句话已是老生常谈。"吓死"的本质是"恐惧",对死亡的恐惧。恐惧的前提,则是对癌症的迷信。我们对于死亡和癌症,从未摆正态度。有时看似是"鼓励",实则是"恐吓";确切地说,对死亡恐惧的生成,不仅需要癌症的"种子",还需要自我想象作为"养分",后者所发挥的力量,未必弱于前者。相比基于癌症的恐惧,基于自我想象的恐惧,更能摧残人心。相较于来自他者的恐惧,自我建构的恐惧,更为根深蒂固。

明白了这一点,便可理解,为什么富兰克林·德拉诺·罗斯福(Franklin D.Roosevelt)会说:"我们唯一值得恐惧的是恐惧本身。"

### ●【医案】

患者赵某,女,40岁。2005年12月25日初诊。

**主诉**:右乳腺癌术后4月余。

**现病史**:术后辅助化疗第2个疗程,预计6个疗程。刻下症见消瘦,乏力,胸闷,气促,心悸,恶心甚,纳差,寐浅。舌质淡红紫(+),舌尖红,苔黄黏腻厚(++)无根(+)。右脉虚(++),左脉弦(±)。

**家族史**:父亲已故,死因为癌症(具体不详)。

**月经史**:初潮15岁,经期5~10天,月经周期33~50天,末次月经2005年12月14日,经色黑成块。

**西医诊断**:右乳腺癌。

**中医诊断**:癌病。

**中医辨证**:肝郁脾虚,痰湿血瘀。

**治法**:疏肝理气,健脾祛湿,活血祛瘀。

**方药**:温胆汤化裁。茯苓30g,陈皮9g,姜半夏18g,生藕节30g，黑蒲黄20g，花蕊石15g，生甘草6g，炒枳壳5g，怀牛膝12g，生薏苡仁30g，瓜蒌皮25g，合欢皮30g，生神曲15g，党参25g。7剂，水煎服，每日1剂。

2006年1月1日，行第4次化疗。刻下症见胸闷，气促，头晕欲仆，恶心；舌质淡（＋）暗（＋），苔薄黄腻，脉左滑（＋）右虚（＋）。上方减花蕊石，加泽泻30g，姜厚朴12g，改党参为12g。7剂，水煎服，每日1剂。

2006年1月8日来诊，诉药后症减，刻下：全身疲乏，腰骶部酸，足底部痛；苔黄厚（＋）腻、脉滑。化疗过程中，虽症状变化较大，但证型依旧不变，故治法不变，守方持续治疗。

直至2009年4月19日，患者体质出现明显变化，阳虚证渐渐浮现，成为主要矛盾。舌质淡（＋）紫（＋），苔薄白，脉滑。改方药如下：茯苓30g，陈皮15g，姜半夏50g，生甘草6g，制天南星30g，炒枳壳6g，炒白术20g，生龙骨60g，生牡蛎60g，醋三棱50g，醋莪术30g，生神曲20g，升麻12g，炒莱菔子15g，黄柏12g，熟附子10g。7剂，水煎服，每日1剂。治疗前期，湿热之邪已除去大半，阳虚征象亦逐渐浮现，故方中添加熟附子以补阳扶正。

2010年，患者因家事之故，中断服药一年余。

患者固定每年体检一次，2013年，行CT检查提示双肺有多发性结节，最大直径约8mm，有转移瘤可能。未行手术，选择中药保守治疗。然而，因患者遇家中变故，精神紧张，易形成肝郁气滞，中断服药日久，致湿热痰湿诸邪再度侵袭，邪胜正虚，故处方更为化痰、化瘀、祛湿、健脾为主。

2015年11月18日后，患者自行停药3个月。2016年4月7日，检查发现颈部淋巴结，直径约1cm。前期治疗后体质虽有改善，但未坚持按时服药，治疗不彻底，体质改造未完成，仍易长出身体不需要的物质，正符合癌症的"种子—土壤"学说。

王彦晖教授常言，用药就是在与时间赛跑，不主张患者擅自停药，即使状态出现好转也不可放松警惕，应当在医者的指导下谨慎选择治疗方案。此病患再次就诊后，在化痰、活血化瘀、补脾运湿的基础上继续治疗，服药至今，虽病情有所反复，然而参考西医检查结果，总体状态保持尚属不错。

● 【医案分析】

临床上，不能坚持服药，自行停药，擅自调整服药周期的患者屡见不鲜，常令王彦晖教授深表遗憾，痛心疾首。王教授常嘱病患，得癌后就是与时间赛跑，中医治疗以体质改善为目标，切忌擅自停药。

中医判断体质改善的标准是：舌象、脉象基本正常，西医检查未见明显异常，患者自我感觉无明显不适。达到此三个方面要求才可考虑停药。停药时间一般在治疗5年左右，但也需要停药3个月后进行复查。

此案中，值得一提的是，患者的体质尤易出现各种增生，尽管患者最初已行手术及化疗，但纵观其2008年至2016年的体检报告，不难发现，患者前前后后，曾患有结石、子宫肌瘤及甲状腺囊肿等。根据癌症"种子—土壤"学说，该患者为易增生的体质。故王教授屡次告知患者，虽然体质易长东西，但中医药能够改善"土壤"，甚至消灭肿瘤或与肿瘤共生，真正意义上实现对此类病情（各种增生）发生、发展的控制。

在中医防治肿瘤过程中，也许在治疗期间并未显现其极佳的效果，但若一旦停药，则诸多不适症状立现，这恰巧证明了中医药防治肿瘤是有效的。中医药防治肿瘤的核心是：以人为本，调整人体状态。

所谓润物细无声。

● 【师评】

从该患者的身上，我们可以了解到，从生活层面上讲，癌症病机有二：一为脾虚，二为肝郁。因其脾虚，饮食不节故内生痰湿；睡眠不好，精神压抑，工作紧张则致肝郁。中医理论对癌症病因病机的认识看起来挺简单，因此，癌症的治法很容易确定。但是，这只是逻辑层面上的容易，在操作层面却相当难。比如，福州名菜"佛跳墙"，做法很容易，"十八个菜一锅煮"，然而做好却很难，食材、调味、火候等方面的掌握就很微妙了。中医治病的"道理"也是在这里。

很多人说中医很简单，的确，中国古代讲"大道至简"，中医抓的也是一个简约的切入点——人体的调整，即对寒热虚实的调整。不同的疾病，也有相同的地方，咽痛也好，癌症也好，只要是符合热证，用金银花泡水喝都有效果。但是又有一本中医书叫《此事难知》，中医到底难在哪里？难在细节！所有疾病都会有一点不一样，同是热证，咽痛的热证，与癌症的热证肯定不一样。

极其简单的地方，稍微变化一点的时候，就开始复杂了。阴阳、寒热相互错杂，基本的因素搅在一起，就很复杂。中医难学，就难在它针对的是一种错杂的状态。若把它们回归到基本原理都是挺简单的。这就是中医的繁简问题。

治疗这个病人最大的难处就是她的病太重了，而且治疗环境很不好，家庭因素极其复杂，经济状况也很差，但是她仍然能够长时间带瘤生存。幸运的是，患者生存毅力很强，在困难之中树立信心。癌症治疗最重要的一点就是患者的心态，要积极帮助患者改造世界观，使之与客观世界协调一致。此所谓中国人讲究的"道德"："道"，掌握自然科学的规律；"德"，处理好与周遭的种种关系。处理好人与健康的关系，人与疾病的关系，进而，人与死亡的关系……

每个人要善于解剖自我，病非因，而是果，责之过去种种生活上的错误、情志上的纠结，都无济于事，唯有从内心去思考、看透、放下，才能重新发出正念，向愈而生。另外，她找到了自己的精神支持——佛。

信仰的意义在哪里呢——主要是患者内心的自我调适。曾有一个医生写道："（患者）你去信，信啥都行，任何宗教都行。"实际上，不一定必须信宗教，我不主张，我自己也并未信任何教。我见过信马克思主义的一个老太太，长了一大堆的癌肿，东长一个西长一个，她吃药也不是很坚持，但还是活了很多年，因为她的革命精神很好，有意志，不把癌症当回事，病中没什么精神负担。

不同宗教，只是对世界的最终解释不一样。中国人的信仰是回归自然。人终有一天将回归大地，相当于物质结构组合在一起又散掉而已。生死是大宇宙的规律，了解自然规律，相信自然规律，就不至于焦虑了。

耶鲁大学医学院院长刘易斯·托马斯撰写了一本书《细胞生命的礼赞》，介绍了如何从生物学的角度理解生命的关系。这本书的观点与道家的思想很像，他说，大宇宙是由一个一个生命，一个一个细胞堆起来的；我们的身体也是由一堆一堆细胞堆起来的。实际上从某个角度来看，一个细胞也是独立的生命，我们一个人也是独立的生命。人可能是宇宙这个大生命的一部分，我们有一天也会像老细胞一样被淘汰掉，大宇宙会不停地产生新的细胞。所以，我们这种老细胞，做任何事情，要对整个生命有好处，做正能量的事情，一生才会活得更圆满。现在很多中国人的问题，是没有正确自然观，太过执着于"臭皮囊"，他们认为人死后就什么都没有了，因此想要在生前多抓一点东西，这也就是佛家讲的"我执"，实际上，生如夏花之绚烂，死如秋叶之静美，叶子虽落，树仍存在。

# 第五节　中西医的完美配合

## ——抗癌十五年

**导　读**

对于中西医结合治疗癌症，王阿姨的方案是很有特色的。在王彦晖老师的患者中，有术后服用中药的，有化疗后服用中药的，有不手术不化疗服用中药的……服用中药超过10年的患者不乏其人，当然，他们的身体机能各方面都很好。对此，老师曾一言以蔽之："西医手术相当于拿掉毒草，而中药相当于改善土壤，从而，使得毒草长大的概率大幅下降。"

宛：宛金。

张：张阳扬。

王：王女士。

## 一、说说我的这个病

张：您是怎么发现这个病的？

王：2003年体检时发现的，2002年体检都还好好的……

张：发现后，您马上采取什么措施了呢？

王：住院，手术，切除了33个淋巴结。接下来是6个疗程的化疗，正好碰到我们的老院长，他建议我吃中药，找当时还是海外学院当院长的王彦晖老师。我是从2004年2月25日开始吃王院长的中药的。

张：化疗加中药同时进行，是吧？

王：是的。后来，2006年检查时，纵隔发现增大的淋巴结。当时尚未明确良恶性，但医生怀疑复发，建议手术摘除，术后病理确定为良性。2012年，右下肺发现淋巴结，医生打开胸腔后却找不到瘤体，术中联系我先生商量是关闭胸腔，还是另开一个切口继续查找，我先生决定关腔。

宛：何时开始放疗？

王：2013年10月发现骨转移，化疗4个疗程，紧接着开始放疗。本来须放疗30次，但是第15次后，我已经走不动路了，走两三步就喘得厉害……只好暂停放疗2个月。期间，我向我的主治医师申请吃中药，他认为可以辅助吃中药，我就在王院长那吃了2个月中药，再去复查。

宛：您中、西医切换简直毫无违和感，完美配合啊！

王：2015年，派特CT（PET/CT①）检查发现有另一处转移，且肺部发现恶性小结节，做了伽马刀治疗②。

宛：您这十几年来做了4次手术？

王：嗯，是的，整个治疗过程中，除了住院手术，其他时间都在吃王院长的中药。如果没有中药配合……与我情况类似的，但没有配合吃中药的病友们，一个个都走了……为我做伽马刀手术的严主任，认为我"创造了生命的奇迹"。我的肿瘤当

---

① PET/CT：能一次进行全身断层显像，除发现原发部位病变，还可发现全身各部位软组织器官及骨骼有无转移病变，对肿瘤的分期非常有帮助，并提供准确的穿刺或组织活检的部位，协助临床医生制订最佳的治疗方案。

② 伽马刀治疗：又称立体定向伽马射线放射治疗系统，是一种融合现代计算机技术、立体定向技术和外科技术于一体的治疗方法，它将钴–60发出的伽马射线几何聚焦，集中射于病灶，一次性、致死性地摧毁靶点内的组织。

时已是Ⅲa期<sup>①</sup>。

宛：放、化疗期间特别难受，是吗？

王：虽不至于头发掉光，但还是很难受。

宛：有没有想过为什么患病？

王：装修害的！1996年最后一批分房，装修后，我们搬进去时，墙壁都还没干透……

宛：您的家人还好吗？

王：我先生和2个孩子都没事，就我……可能是我免疫力太差。

宛：现在装修，一般要求间隔3个月到半年才能入住。

按：被西医专家称为"创造生命奇迹"的王阿姨为我们讲述病情与诊疗过程非常清晰有条理，可以感受到阿姨对待生命与疾病的理性与把控！

## 二、真羡慕人家有个健康的身体

宛：您现在提及往事时和我们谈笑风生，当时呢，心情如何？

王：当时也不觉得害怕，医生让住院就住院、让手术就手术……现在想想，反倒觉得后怕。

宛：您当时的心态挺好。

王：第一次手术，本来是上午8：00进手术室，结果7：30手术室就来接了。我的家人还未到医院，我就自己起床、洗澡，把CT片放到推车下面，爬上推车。等我家人一到，咦，人呢？已经进手术室了！哈哈哈（爽朗）。

---

① Ⅲa期：肿瘤临床分期，根据大量病例研究及随访结果，按病人的生存率进行归类分期为0、Ⅰ、Ⅱ、Ⅲ、Ⅳ期。分期越高意味着肿瘤进展程度越严重。

宛：这次采访，我们希望以一个旁观者的角度，而不是以一个医生的角度，听听您的故事。

王：我并不是真的视死如归。现在想想，那时候，不是不怕，是不懂得怕。手术后是真疼，化疗也非常难受，但是我能忍过去。医生、护士都觉得我挺能熬的。

宛：您很坚强啊！

王：上化疗药时，护士都格外小心，像捧着毒药似的。化疗是把双刃剑，把好的坏的细胞都杀死。

宛：艰难困苦您都坚持过来了。

王：天性使然，我这人，比较开朗，比较乐观，没事就喜欢跟大家开开玩笑。不是在吹牛，大家都非常开心与我同病房！

宛：您这样的性格真好！

王：曾经，一个阿婆与我同病房的，后来走了。老人家是一位归侨（指回国定居的华侨），老人家晚上没人陪护，都是我在照顾。我如果回趟家，哪怕再晚，我都会回病房陪她。

宛：那您曾为此感到难受过吗？

王：治疗是很痛苦的。我住在某医院（此处省略医院名字）时，每天早上5点就起床，站在窗户边上，看着下面扫大街的、拉三轮的、卖早点的，一大早就开始活动了。小宛呐，虽然他们生活清苦一点，但是人家有一个健康的身体，我当时真是羡慕得要命！

宛：家家有本难念的经，您所羡慕的，也可能只是表象。

王：后来，家人告诉我，其实医生曾判断我顶多再活一年半。

宛：有人告诉你，还剩不到两年，或者活不到第三个年头时，是一件多么可怕的事。实际上，我认为这是癌症最可怕的地方。

王：是的，确诊为癌症就相当于判了死刑。得癌后，患者心知肚明时日不多了，剩下的每一天头顶上方都像悬着一把刀子。

宛：同样是患病，同样是死，癌症病人与其他病人心态完全不一样。有的其他疾病患者可能临终前还活得无忧无虑，但癌症患者几乎是数着日子活，心理上承受着巨大的恐惧。

王：我深知其中的利害关系，明白病情的严重性，所以我注重治疗，西医结合中医，医生积极治疗，我积极配合，连王院长都称赞我是"中西医治疗的典范"。

宛：老师对您复发的事一直耿耿于怀。您一向很注意，坚持吃药，为什么会复发呢？

王：人生来就是受苦，一切苦难皆是幸福，不能怨天尤人。我深知，我的病情很严重，已经到了Ⅲa期，Ⅲb期就不能手术了。我买了很多相关书籍，把所有病例资料整理得妥妥帖帖，病人清楚了，医生也方便。

宛：癌症患者容易走极端，普遍分为两类：要么就听之任之，啥也不管了，药也不吃了；要么就是诚惶诚恐，被吓死。您正好是一个折中的态度，满满的正能量。

王：能活着，已经非常好了。刚得病时，我两个孩子一个刚大学毕业，一个还在读书。现在，两个孩子都结婚了，孙子也有了，我真的非常非常幸运啦！我想活着，想看着孙子一点点长大……我恳求王院长，帮助我创造生命的奇迹！

按：阿姨的这句——能活着，已经非常好了！真释然也！

### 三、家人的担忧

王的丈夫：2003年她刚得病时，我们非常紧张。我同学的父亲患了同样的病，3个月就走了。3个月！我们要和时间赛跑！

王：他们比我还紧张。

王的丈夫：我的老校长看到我这样紧张，对我讲了一句话："80%的癌症患者都是被自己吓死的。"哇，这句话对我们鼓舞很大。

张：我们写这本书最主要的目的是找出癌症治疗的最好方法。治疗方法上，老师倾囊相授，但是患者抗癌的细节，就得采访患者及其家属了。

王的丈夫：心态要好！我们现在已经是刀枪不入了。

王：武警医院的医生说我是抗癌的老革命。

按：有人说80%的癌症患者都是被自己吓死的，诚然！

### 四、在战略上藐视敌人，在战术上重视敌人

宛：您怎么看癌症的中西医治疗？

王：该西医治疗必须靠西医。中医方面，王院长曾说："我不是在给你治癌症，而是在给你调理身体。"

宛：您是教师，生病后又看了许多相关书籍，医生的话，您会怀疑吗？

王：不会。我学习医学知识的目的，是为了自查，提高警惕，及时就医。治疗方案，我都听医生的。无论中医还是西医，我都和医生配合得很好。2015年发现结节时，肿瘤标志物

①升高，王院长说："该去找西医了！"西医也都知道我在吃王院长的药。甚至，2013年我放化疗后虚弱得连路都走不动时，西医还建议我找王院长。从2003年至今，在我的癌症治疗之路上，中医与西医，都不可或缺。

宛：中医与西医，都不可或缺，这个观点如何形成的呢？

王：西医手术切除病灶，快刀斩乱麻，放化疗是双刃剑，吃中药后，我整个人处于一个比较好的状态。

宛：好的状态具体指什么？

王：好的状态应该是生活很轻松，吃饭吃得香，没有精神负担。我有一个意念：中药能帮助我遏制癌细胞的生长。

宛：这种信念是谁给你的？

王：我自己给的。做伽马刀手术前，一位朋友传递了一个信念给我："上天在帮助你，赐予智慧给你的主刀医生。"同样，我相信上天在帮助我，借助中医、中药。

宛：有一些患者，非常焦虑，不敢相信医生，经常换医生。您怎么看？

王：不必想太多。关心患者是医生的天性。只要他是医生，只要与他建立了医患关系，就可以选择信任他。

宛：嗯，不要带着"审视"的目光先入为主。

张：老师一直建议患者吃素，您有吃素吗？

王：没有吃素，但是不吃没有鳞的鱼，不吃发物之类比如海鲜。

张：平常的休闲活动是什么？

---

① 肿瘤标志物（Tumor Marker）：血清学检查之一，是反映肿瘤存在的化学类物质。它们的存在或量变可以提示肿瘤的性质，借以了解肿瘤的组织发生、细胞分化、细胞功能，以帮助肿瘤的诊断、分类、预后判断以及治疗指导。

王：周边游，单位组织活动也会参加。不把自己当作病人！我的原则是：在战略上藐视敌人，在战术上重视敌人。

张：您这原则在操作层面上是怎样做的？

王：战略上藐视敌人是不害怕，不把自己看作是一个病入膏肓的人；战术上重视敌人是积极治疗，认真治疗。

张：确实，您的心理素质在患者中算得上是比较好的，既乐观开朗，又严肃认真。

王：治疗过程中，我始终对自己的病情完全了解。心中有数，方能承受。

按：王阿姨似乎道出了如何对待疾病的真谛，战略上不把自己看成一个弱者；战术上积极认真治疗，成为一个有格局有方法的人！

**结语**：很多患者问我们，到底该不该手术？该不该化疗？我们无法给出一个精准的答案。不仅是因为我们无法评论，而且整个医学界至今尚未形成一个确定的结论。但是，我们可以肯定的是，配合中药治疗，对癌症患者来说，是有益处的。

对比上一位受采访者，王阿姨对待西医的态度更加肯定与客观，当然这里面无关对错，因为生命的层面上，没有绝对的百分之百！在宇宙的层面，我们永远要保持谦虚。

《尚书·说命中》云："知之非艰，行之唯艰。"道理虽简单，然而真正能安安心心服中药的患者还是少数。如若我们的文字，能让大家对癌症、对中医治疗癌症建立起更科学、更合理的认识，那对于书中的癌症患者及其家人也是一种鼓舞与慰藉。

● 【医案】

患者王某，女，50岁。2004年2月25日初诊。

**主诉**：左上肺周围型肺癌IIIa期术后。

**现病史**：2003年体检发现肺癌，诊断明确后，于2003年7月16日行左上肺周围型肺癌IIIA期T2N2M0切除术，并检查发现淋巴转移，清除了可疑病灶。术后，行化疗6个疗程。刻下症见疲乏，胸闷，气短，口苦，舌质淡红暗（＋），苔薄黄腻，脉细弦数。

**西医诊断**：左上肺周围肺癌IIIA期T2N2M0。

**中医诊断**：癌病。

**中医辨证**：脾虚湿盛，气滞痰凝。

**治法**：健脾祛湿，理气化痰。

**方药**：温胆汤化裁。太子参25g，麦冬9g，五味子9g，茯苓15g，制半夏15g，陈皮6g，炒枳壳6g，竹茹12g，炙甘草9g，浙贝母25g，生薏苡仁25g，郁金30g。7剂，水煎服，每日1剂。

**二诊**：诉胸闷、气短症减。舌质淡红暗（＋＋），苔薄黄，脉弦细数。在原方基础上加丹参30g，生白芍15g，柴胡9g。

2004年3月31日来诊，诉仍有轻微胸闷、气短，舌质淡紫（＋＋），苔薄黄腻，左脉弦细，右脉细数虚（＋）。相较前期，脉象表现为虚象，治疗加大补气健脾药力，方药调整为：太子参50g，茯苓30g，炒白术12g，炒白扁豆30g，怀山药25g，灵芝25g，郁金30g，丹参30g，炒枳壳9g，薤白12g，黄芪15g，生甘草6g，砂仁9g（后下），桔梗6g。

根据舌象脉象与症状守方调整用药，3个月后诉自我感觉无明显不适。此后1年内一直以此方为基础加减服用。

2005年4月6日来诊，诉感冒数天，症见胸闷、乏力、四肢痛，舌质红（＋），苔薄黄腻，脉弦。方药调整为：党参15g，制半夏18g，茯苓15g，炒白术12g，陈皮9g，生甘草6g，醋三棱25g，醋莪术25g，制天南星18g，细辛6g，生神曲15g，生薏苡仁25g，合欢皮25g，山慈菇15g。此后1年在此方基础上进行加减。但期间一直气促、胸闷反复。

2006年5月15日，体检发现纵隔淋巴癌转移。于2006年5月23日行手术，术后病理检查诊断为淋巴瘤。2006年6月7日，术后半月余，续服中药，症见舌质淡红紫（＋），苔薄黄腻，脉浮（＋）弦（＋）数（＋）。方药调整为：黄芪20g，党参10g，炒白术10g，陈皮6g，升麻3g，柴胡3g，炙甘草6g，黄柏12g，泽泻20g，茯苓15g，生牡蛎30g，醋莪术15g，浙贝母20g。后无特殊不适，续守方巩固治疗，在健脾益气、祛湿、活血化瘀基础上加减。但患者病情反复，不时发现结节，故采取肿瘤综合治疗，只要发现结节，便选择手术＋术后化疗＋中药并行的治疗方案。2012年，再次发现右下肺结节，行手术。

2013年，发现左锁骨上多发肿大淋巴结，考虑癌转移，行化疗4个疗程，随后行放疗，计划须30次，但经8次放疗后，患者全身乏力，动则气喘，便中止放疗，转至中药治疗，方药以补气健脾、安神为主。

此后，在健脾益气、祛湿、活血化瘀、安神方药下巩固治疗至今，虽病情时常反复，但整体状态趋于稳定。

● 【医案分析】

患者经肺癌切除术及术后化疗后，肺之气阴大伤，遂致咳嗽、胸闷、气短等症，故予太子参、麦冬补肺气、养肺阴，五味子敛肺止咳。舌质淡暗红，苔黄腻，脉细弦数，为湿热壅盛之征，故以温胆汤加浙贝母、生薏苡仁以化顽痰、清湿热，初诊后症减，效不更方。

至2005年后，考虑病情稳定，机体状态明显改善，改以攻克肿瘤为主，故治予健脾化痰，祛湿活血。

至2006年，病情反复，发现已经癌转移。然而，中医治疗肿瘤精髓在于改善体质，改造土壤状态，故方药虽有调整，但健脾化痰、祛湿活血法依旧。

此病案中，患者对自身机体微小变化相当敏感，以掌握自查、提高警惕及时就医为目的，主动积极学习医学知识，并能根据自身认知，整合优良的医疗资源，择优选用治疗方法，14年来虽然病情反复，但整体而言，患者承受痛苦较少、生活质量较高。

### ● 【师评】

实际上这位病人是我心中的隐痛，她是极少数经我治疗却复发的癌症患者之一。一般来讲，只要坚持服用中药，经我治疗的癌症患者几乎不会复发，尤其是中早期。唯独这位王女士却复发了，对我打击很大。但偏偏患者本人一直很感谢我，并亲自来安慰我，其他医生也觉得治疗效果很好。

在治疗上，西医的治疗方案非常有效，不管是西医的伽马刀还是化疗，都很有效。患者能存活至今，并且生活质量较高，确实是中西医结合治疗癌症的一个很好的案例。能够肯定的是，适当的局部治疗（副作用小的局部治疗），再加上整体调理，对于癌症治疗，是代价最小的方案。

疾病的治愈，真正的核心与内在，在于让"病"自己好起来。这个过程，不单单需要医者，患者自身的作为才是根本。

疾病之所以发生，源于患者生活、情绪、某种行为等结构的错误，种下恶"因"，方得恶"果"。医者创造一个使得疾病向愈、利好的环境，患者自身能否找出之所以发病之症结，消除恶"因"，重新发出正念，乃疾病预后之枢机。

治疗期间，患者服用中药坚持得非常好，生活起居亦很注意，唯独脉象一直是弦脉，弦主气滞，不知患者对什么一直萦绕于心，终有所思。所以，最大的修行便在于"好德"，德乃关系，但这个平衡不是那么好掌握的。人生一辈子，就要不停地去琢磨，找到这个平衡点。

# 第六节　一次艰难的选择
## ——吴女士纯中医治疗癌症经验录

> **导　读**
>
> 每每采访"有故事的人"，岁月在他们身上的沉淀，都让我惊叹，人生真是既平凡又传奇！百年之后，你我将以什么形式存在于宇宙当中哪个位置，能否作为一枚传奇的星，永远闪烁在历史的天空？

宛：宛金。

张：张阳扬。

吴：吴女士。

丈夫：吴女士的丈夫。

外甥女：吴女士的外甥女。

儿子：吴女士的儿子。

## 一、侨胞生存记

宛：您当时在越南做什么？

丈夫：我是老师。

宛：在学校使用什么语言？

吴：主要是中文，其次是越语和英语。越南学校也有华人老师。越南有不少华侨，还有专门的中文学校，也就是华侨学校。

宛：阿姨做什么工作呢？

丈夫：老师。她是小学老师，我是中学老师。我们那一批学生，响应国家号召，分配到山区教书，类似于现在的大学生支教。

宛：祖国？越南吗？

吴：越南。

宛：您全家1978年回国？

外甥女：是的。刚回国时，居住的地方条件远不是想象中那么美好，到处都是小山丘，必须自己挑土、平土、挑水……但是，贵在生活安稳、安全。

丈夫：上山采石、铺路、伐木烧炭、卖煤、采野果子、种地、拉牛车、蹬三轮、养猪、养鸡、养鸭、养鱼……我全干过。

吴：我们是来搞建设的，这里需要我们，我们才会被分配到这。当年回广东时，这就是一个农场，那一批大约有270人，太苦了，后来大多数人都跑国外去了，就剩大约100人。

宛：回国后您做什么工作？

丈夫：教书。教了3年，后来实在对教书没兴趣了，宁愿去种地！结果说我去种地专业不对口，调任为副科长（笑）。

宛：学好数理化，走遍天下都不怕！

张：您在越南接受的教育，回国后教书，与在越南教书相比，差异大吗？

吴：越南当时的社会主流思想是儒家思想，教中文，讲广东话（粤语），大同小异。

宛：这是阿姨的结婚照吗？

外甥女：对，我阿姨喜欢在照片后面写点东西。

张：还是彩照……你们家算生活水平偏高的。

外甥女：我们那时候，与国外亲戚来往常常互寄照片。我哥他们家还有彩电，我们都一窝蜂到他家看电视。

宛：那时候就有彩电？

外甥女：到广州买的。

儿子：小时候看电视，一屋子全是人，不是每家每户都有电视。

外甥女：逢年过节，还会拉白布，放电影。

宛：您二位在越南受教育程度很高。

儿子：那个年代，能上学的人寥寥无几。初中毕业都能当老师。

宛：说明您二位家庭条件挺好？

丈夫：孩子能不能上学，不一定取决于家庭条件，本质是观念问题。我们家，父辈都认为，只有学文化，子女才能成才。

宛：家里是谁管事？

丈夫：是我。

外甥女：家里大事小情都是姨丈一手操办，他是把阿姨当小孩养、当公主养！阿姨想吃什么，就给她买什么。

宛：这么暖！您真是蛮宠您妻子的嘛。管教孩子的时间多吗？

儿子：他们是老师，时间都花在学生身上。我记忆里，他们把学生带回家辅导，但是在家从不辅导我们。

外甥女：姨丈思想很开放，不保守，对于新时代的产物虚心接受，对子女的教育也很开明，完全不像那个年代的人。

丈夫：每个人都有自己的个性。成功不只有读书一条路。

宛：经历这么多，您有没有什么人生经验可以和我们这些晚辈分享？

吴夫：做人，凡事都要去历练，停留不得。要做对祖国和人民有利的事！

按：接触到真实的侨胞，触碰到那一段真实的历史，仿佛是在故事中行走！

## 二、迫不得已选择了"纯"中医治疗

张：何时发现的这个病？

外甥女：每年都做体检，但检查报告都被阿姨收起来"压箱底"，从来不给我们看，直到2014年才真正确诊。

张：2014年因为什么去检查确诊的？

外甥女：本来她没有明显症状，除了一直干咳，身体比较虚弱。我母亲癌症住院时，是阿姨在照顾，她自己怀疑自己是乳腺增生，结果乳腺检查正常，肺上发现有占位性病变。

儿子：后来，我们把历年的体检报告找出来一看，原来，2010年体检就提示肺部结节。

宛：您的母亲也患有癌症？

外甥女：乳腺癌，发现时已是晚期，并且发生了骨转移。凑巧，我母亲找到了王院长。吃了大约1个月中药，身体状况挺好，但是她心脏功能不好，安有心脏支架，最后是因心衰去世的。

宛：您母亲进行手术了？

外甥女：当时，我们把手术想得过于简单：把肿瘤切除就万事大吉。术后发生骨转移，她的心态彻底崩溃了，加上心脏功能又不好，从发现到去世，也就短短3个月……

宛：阿姨后来又做了哪些治疗？

外甥女：CT检查发现了问题，医生要求加做增强CT。做完增强CT后，建议手术。我们顾忌阿姨的高龄，偏向于采取保守治疗。去某医院（此处省略医院名字）做了肺结节穿刺，组织活检显示为肿瘤晚期，建议化疗，或者做靶向治疗①。

丈夫：基因检查显示不能做靶向治疗！

外甥女：医生建议行派特CT（PET/CT），未发现转移。但我母亲的过世，让阿姨心理压力极大，根本无法接受手术。

宛：您和家人都认为手术对老年人创伤很大？

外甥女：西医说，如果不手术，不化疗，可能只剩一年的时间了。所以，我们干脆"死马当活马医"——不手术，不化疗，放宽心，吃中药！2014年至今，一直吃王院长的中药。

宛：全程没有进行任何西医治疗？

外甥女：没有，只是确诊是通过西医。

吴：去年，不小心感冒了，咳嗽得厉害，做了肺部CT。

外甥女：包块长大了一点点。但是王院长说，能控制成这样，效果算比较理想的。

宛：您身体素来比较虚弱？

吴：我家里，祖祖辈辈身体都差。

宛：有什么基础性疾病吗？

吴：45岁时，发现子宫肌瘤，做了子宫全切术。扁桃体总是发炎，也切掉了，在越南做的手术。

———————

① 靶向治疗：又称"生物导弹"，是在细胞分子水平上，针对已经明确的致癌位点的治疗方式，该位点可以是肿瘤细胞内部的一个蛋白分子，也可以是一个基因片段。设计相应的治疗药物，药物进入体内会特异地选择致癌位点来相结合发生作用，使肿瘤细胞特异性死亡，而不会波及肿瘤周围的正常组织细胞。

张：有没有想过为什么会患癌病？

外甥女：阿姨的体质问题吧。

吴：关于病因，我有两个怀疑，一个是教书吃的粉笔灰，另一个是二手烟。

外甥女：姨丈以前烟不离手，近两年才戒烟。

儿子：我们家曾在同安住了15年，到处都是小工厂，不停地修建楼房，摩托车尾气……污染非常严重。

张：平时压力大吗？

吴：我这个人，思虑很重，顾虑很多。

外甥女：她很多心思，从来不对别人说，我们都不知道。我母亲的过世，对她打击很大，甚至，中药有效与否，我们都不敢问。

儿子：王院长建议她念经、学佛、打坐、静思、不要做太多家务。

吴：让心灵静下来。

按：在选择疾病治疗方案中，家人的力挺和抉择起了不可小觑的作用！


## 三、白衣飘飘的年代

张：阿姨，您和叔叔感情很深厚啊！

吴：我俩谈恋爱那会儿，是他追的我，不是我追的他。

丈夫：谁追的谁，很难讲哦。

（哄堂大笑）

张：你们那会儿怎么谈恋爱的？

吴：有感情啊……（笑）我们在同一所学校教书，他教中学，我教小学，都来自外地，从城市到山区，宿舍住隔壁，开会在一起……自然而然，就好上了。

宛：谈恋爱谈了多久？

吴：七八年。我们那个年代，恋爱是很纯洁的。

张：叔叔做过什么"浪漫"的事吗？

吴：我们那会儿，不时兴请吃饭、送鲜花，喜欢一个人就会格外关切他。去县里开会的道路很陡，他骑着脚踏车载着我，18公里路……

丈夫：爱情不是追来的，是天时地利人和的巧合，是真心实意的付出与关怀！

按：上一辈的爱情似乎少了一些激情，而多了一分关怀与陪伴，想到那句歌词，陪伴是最长情的告白。

**结语：** 吴阿姨的癌症治疗方案是纯中医治疗，未手术，未化疗。做出这样的选择，即使是迫不得已的无奈之举，亦需破釜沉舟的勇气。阿姨能十年如一日坚持服用中药，并将身体调养到这种程度，可以说与她丈夫、儿女的鼓励和支持是分不开的。而叔叔阿姨的爱情故事亦可谓传奇，他们对待爱情淳朴真挚的态度，着实令人动容。

叔叔阿姨的"侨胞生存记"也是一段尘封的历史，现在他们忆往昔娓娓道来、云淡风轻，不难想象在那段峥嵘岁月里，生活何其动魄惊心。然而，时间的长河终会洗涤一切，无论精彩的，还是遗憾的；无论幸福，还是痛苦；无论是喜，抑或是悲……

● 【医案】

患者吴某，女，67岁。2014年7月18日初诊。

**主诉：** 发现肺部占位性病变2年，确诊为肺癌2月余（中分化腺癌Ⅳ期）。

**现病史**：患者2年前体检时发现肺部占位性病变，未予重视。2个月前经系统检查确诊为肺癌Ⅳ期，医生建议手术，患者因自身原因拒绝手术。后行PET/CT检查，未发现癌转移。基因检查显示无靶向治疗指征，目前未予特殊治疗。刻下症见咳嗽，阵咳，咯吐少量白痰，偶胸痛，腰酸，纳差，口干，夜难寐，多梦；大便1~2天一行，质时干时稀，小便黄，夜尿2次。舌质淡紫（+），苔薄白腻，右脉沉弦（+）细（+）虚（++），左脉寸浮弦尺虚。

**既往史**：45岁时，因子宫肌瘤行子宫全切术；曾行扁桃体摘除术。

**家族史**：妹妹已故，死因为乳腺癌。

**西医诊断**：肺癌（中分化腺癌Ⅳ期）。

**中医诊断**：癌病。

**中医辨证**：肝郁脾虚，痰湿瘀血。

**方药**：陈夏六君子汤化裁。党参30g，茯苓50g，陈皮20g，姜半夏50g，醋莪术30g，醋三棱30g，川牛膝20g，平贝母50g，山慈菇20g，炒白术12g，合欢皮50g，炒酸枣仁30g，生姜6g，大枣15g，炙甘草10g，生龙骨45g，生牡蛎60g，枇杷叶20g。7剂，水煎服，每日1剂。

第二诊，诉咳嗽次数减少，寐安，余症尚在，但皆有缓解。在原方基础上加太子参50g，灵芝25g，浙贝母50g，紫菀10g，改三棱50g，莪术50g，每日1剂。此后治疗，在二诊方基础上根据舌象和脉象以及症状的改变调整用药。

2年前，因感冒，咳嗽甚，行肺部CT，发现肺部包块略有长大，但患者自觉无特殊不适，续服中药至今。

● 【医案分析】

患者诊断明确，为肺中分化腺癌Ⅳ期，且患者年老体弱，手术风险较大。患者由于自身原因拒绝手术，基因检查显示无靶向治疗指征，故选择纯中医治疗。患者及家属对中医治疗颇为信任，对预后判断尚属客观，依从性良好，心无杂念，能坚持服药。

初诊时辨病与辨证结合，肿瘤晚期并表现为一派虚象，加之右脉沉弦（＋）细（＋）虚（＋＋），左脉寸浮弦尺虚，脉证合一，故以陈夏六君子汤为主方加减，补虚扶正，兼具化痰行气。

王彦晖教授治疗肿瘤，首先关注患者三大基本需求：饮食、睡眠和二便。对患病机体来说，睡眠是第一大补，王教授尤为重视调节患者睡眠状况，对于失眠患者尤善通过左右两侧脉象的变化来分辨失眠的证型：左手脉主心肝肾，与睡眠关系尤为密切。该患者左脉弦，责之睡眠严重不足，且患者本人甚为困扰，故首诊之迫切目标是解决患者睡眠障碍，故选用炒酸枣仁、合欢皮安神以助睡眠。又考虑患者未行手术，控制肿瘤发展速度须贯穿治疗始终，故方用大剂量醋三棱、醋莪术以活血化瘀，以及大剂量平贝母、山慈菇、姜半夏化痰软坚散结。运用龙骨、牡蛎，以达平肝潜阳之效果。方中尚加入枇杷叶止咳化痰，解除患者咳嗽、咯痰之不适感。全方兼顾了补气健脾、化痰祛湿、活血化瘀的功用，药到效达，精准治疗。

经治3个月后诸症减轻，4年来，患者坚持纯中药治疗，鲜少反复，患者自我感觉良好，生活质量明显提高，说明中医药在肿瘤的防治上治疗精准，疗效显著，堪称"大有作为"。

● 【师评】

患者的家属也罹患癌症，经西医治疗，生存期很短。因此，在患者得癌后，妹妹的女儿（患者的外甥女）坚决反对只看西医，一家上下全力支持患者中西医结合治疗。

实质上，中医不发展，后果是全人类受损，这是我一直重复的观点。因为中医治疗疾病有自己的独特角度。

从社会学来讲，中医学正处在一个发展并不顺畅的阶段，可以说中医学现在已发展至"肝气郁结"的阶段。表现为：好中医太少；社会对中医的误解太多。这样对整个人类的健康事业都是不利的。所以，吾辈作为中医人，有必要在这方面做一些事情。这也是我们为什么如此执着做舌象普及与推广的原因——因为它是真理，值得我们奉献给全世界！

这位患者选择了面对癌症最佳的处置方式：中西医诊察，中西医诊断，中西医适当的配合。尤其是像吴女士这样的癌症晚期病人，这种方法更显优势。实际上，肿瘤治疗是可以先从中医开始的。西医学，以前治疗肿瘤的观点是，看到肿瘤就要去掉。现在很多西医专家也认为，对待肿瘤不要一下子就赶尽杀绝，姑息治疗一段时间看看，观察一下它到底会怎么长。"阴平阳秘"的环境内，诸多因素处于良性竞争，生长与衰退是相对的概念，差之毫厘，谬以千里。中医治疗肿瘤的观点与生态学不谋而合，在有限的空间内（整个机体），当正气足够旺盛，且长势良好时，邪气自然难以生长，甚至凋亡。

实际上，肿瘤很长时间都是稳定在一个状态下，所以现在的一些西医肿瘤学专家提倡先观察一段时间再治疗，不要急着进行手术和放化疗，也许肿瘤正处于生长不活跃的稳定期。这个西医不治疗的观察期就是中医介入的最佳时机，也是人类治疗癌症的机会。目前行之有效的一种方案是：不急着立即西医治疗，而是先采取中医治疗、西医观察的方法，有可能疗效还不错。这种结果就比较理想，因为中医是以"阴平阳秘"为目标的全身调理，通过恢复身体各个系统的功能，启动自身的抑癌机制来达到抗癌抑癌的作用，没有手术放化疗对身体的损伤作用，可以说只有正疗效，没有副作用。一般正确的中医治疗有几种结果：①肿瘤消失，皆大欢喜；②带瘤生存，如吴女士；③肿瘤有所增大，但是带瘤生存超过其他疗法，也可以为以后的手术放化疗提供机会。

随着人口老龄化问题的日益凸显，中医治疗肿瘤势必成为首选，该方案对于患者的优势显而易见：①生存周期长；②生存质量高；③承受痛苦少。尽量让肿瘤患者有尊严地、平静地走向死亡，不失为人心所向。

# 第七节  江山笑烟雨遥

## ——阮氏夫妇齐心抗癌记

**导　读**

阮氏夫妇是我们采访这么久以来，见到的心态最好的患者。先生胃癌，太太患了结肠癌，本是常人眼里莫大的不幸，他们仍然"走"过来了。采访期间，二老都表现出了处之泰然的豁达。他们不计较得失，不看重物质，即使时代动荡，亦相互扶持，感恩命运。红尘做伴，活得潇潇洒洒！

宛：宛金。

张：张阳扬。

阮：阮先生。

妻子：阮先生的妻子。

## 一、保丈夫，还是保自己

张：二位是同时患癌症吗？

妻子：他先做的手术。

阮：我爱人先有症状，便血。我这病是突发的，之前毫无症状，检查出来是"癌"，我们都觉得奇怪。

张：毫无症状吗？

阮：我和朋友们一起泡温泉，躺在温泉石板床[1]上，大家都浑身通红，我却浑身透白[2]。朋友们还调侃我"脸皮太厚"，我还当作"笑话"给家人讲，没当回事儿……慢慢地，食欲减退，食量减少……

张：何时发现胃癌的呢？

阮：我们到厦门看女儿，因为我"肠胃不好"，她让我去市医院做胃镜。医生一见着我，就说："你可能贫血很严重。"查血常规，血红蛋白只有63g/L。胃镜发现胃窦部有问题，病检为胃癌。

张：进行了哪些治疗？

阮：手术。胃切除4/5。术后，化疗6个疗程。不过，化疗究竟有没有效，我不知道。

妻子：化疗有没有效，只有上天知道！他的白细胞下降很厉害，必须升白；一上化疗，白细胞立马大幅度下降，升白药不能停，严重时必须打"升白针[3]"。

张：化疗副作用明显吗？

阮：化疗很苦，比手术还苦！脱发，视力减退，神经末梢炎……从那以后，一直到现在，已经7年了，脚还是发麻。

妻子：脚上没有任何感觉，穿没穿鞋都感觉不到。化疗究竟是利大于弊，还是弊大于利？虽然把癌细胞杀死了，但把

---

① 温泉石板床：这种泡温泉的方法又称"温泉地热带""石板浴"。一般在廊亭下铺设一排石板，温泉水从石板下流过，石板发热，人静静地躺在石板上，会感觉到有一种特别的温润和能量浸延全身。

② 浑身透白：此处为出现贫血最常见、最突出的体征——皮肤、黏膜苍白。

③ 升白针：是"重组人粒细胞集落刺激因子"，通过促进病人骨髓里未成熟的白细胞提前成熟，提前播散到血液里，从而提高白细胞值，让患者的体力有所恢复，以便开始下一个疗程。

"好细胞"也杀死了，白细胞、血小板大幅度减少，抵抗力低下，体质变差……从我俩的亲身体验来看，得不偿失！

阮：我爱人照顾了我整整一年，才去手术。

宛：阮太太，您那时已经察觉可能患癌症了吗？

妻子：便血，我就预感可能不太好。

张：之前有没有其他消化道症状？

妻子：长期大便不成形。至少有10年。

张：检查结果是？

妻子：乙状结肠癌，中期。

宛：也就是说，您是在怀疑自己患癌症的情况下，照顾了叔叔一年？

妻子：我俩同时得病，都是癌症，如果只能保一个，我选择保他。后来，实在拖延不了了……

阮：2010年3月，我做手术。2011年3月，她做手术。

按：夫妻二人同时查出癌症。

## 二、追本溯源

张：您二位都患消化道肿瘤，思考过病因吗？

妻子：饮食很注意，油炸食品、烧烤通通不吃。我们家从20世纪80年代起，就开始喝牛奶。我患过十二指肠溃疡。有可能是我牛奶喝太多的缘故吗？

张：叔叔在外面应酬多吗？

妻子：他经常在外面吃饭，经常喝酒，酒量挺大，一次至少八两（白酒约400mL）。头部核磁共振（MRI）检查发现脑梗死，烟是戒了，酒戒不掉。直到查出痛风，才戒了啤酒。

张：作息规律吗？

阮：规律。晚上11点睡，早上5点起。

张：工作压力大吗？

妻子：没有压力，他在单位里不争不抢，工作干到退休还是副校长，没什么野心。一家人工资足够用，住在小房子里，也很满足。

阮："夫唯不争，故天下莫能与之争。"

张：有家族遗传史吗？

妻子：我有家族史，他没有。

按：阮先生的胃癌很可能是饮食不规律所致。

## 三、抗癌的"墨菲定律"

宛：您一辈子都是老师吗？

阮：1970年大学毕业，就到华中工学院（现华中科技大学）任教。辗转多个学校，教了一辈子书。

宛：教什么？

阮：我的专业是造船。但是，那个年代，不管什么专业，统统包分配——教书。从区里调到江西省黎江县第一中学，教了10年；从江西回到漳州，在漳州工业学校教了2年；后来，到工业教工干部学校，直到退休。

妻子："文革"时，老师们都要下放到农村，当时因为福建下放名额已满，我被分配到江西农村。

宛：1970年毕业，在江西工作10年，两地分居了10年？

妻子：1973年结婚。我们都没经历过太多曲折。考上大学，"文革"爆发，考大学的门就关上了①。要是再晚一点，我就考不上大学了！

宛：本应1966年参加高考的学生，被耽误了10年。

妻子：我一个高中同学，本来可以考上普通大学，但想考上一所更好的大学，自愿回炉再造一年……结果，一辈子都没上过大学。

宛：造化弄人！

妻子：我们这一辈，算是很幸运！上了大学，虽然只上了1年，就去搞革命搞运动当红卫兵小将，没学好专业知识，但是毕业依然当大学生分配。

宛：王老师说阮先生您热爱艺术，是吗？

阮：本人应该是不学无术，就喜欢玩。读大学，加入了院排球队，篮球、排球、乒乓球也都在玩；在江西，加入了校篮球队，到处比赛……

妻子：他热爱运动、旅游、书法。钢笔字写得非常好，和几位退休教授经常聚餐、相互切磋、吟诗作对……退休以后，他的生活更丰富多彩！

张：您从什么时候开始练书法的？

阮：写字，想写就能写嘛。

宛：是从小受家庭熏陶吗？

阮：我练毛笔字比较晚，钢笔字比较好，我父亲字写得很好，他有那个底子。

---

① 考大学的门就关上了：即废除高考制度，这是"文革"初期的一件大事。1966年7月24日，《人民日报》和中央人民广播电台发表了北京四中学生要求废除高考制度的公开信，同时发表了中共中央、国务院《关于改革高等学校招生工作的通知》，通知提出高等学校招生取消考试，采取"推荐与选拔相结合"的办法。

张：我们学校很多退休老校长，也喜欢练书法。我们这代人，太依赖电脑，反而不太会写字了。

阮：中国字的特点在于：横平竖直。讲究结构紧凑、笔锋有力，但风格万千。比如，启功的字较为纤细，像女性书法家写的。

宛：您性格这么乐观开朗，爱好这么广泛，生活这么有趣，难怪心态这么积极健康呢！

阮：癌症本身不可怕，可怕的是癌症患者的心态。很多人是被自己吓死的。

按："很多人是被自己吓死的"，这句话我们从无数癌症患者口中听到，恰巧验证了"墨菲定律"。墨菲定律的原话是："If there are two or more ways to do something, and one of those ways can result in a catastrophe, then someone will do it." 翻译成中文是：如果有两种选择，其中一种将导致灾难，则必定有人会做出这种选择。就是咱们中国人一句老话："怕什么来什么。"癌症病人，不妨把心态放宽，利用"麦克斯韦尔定律"——越想得到好的结果就有好的结果！

## 四、从前慢

宛：您二位当初怎么谈恋爱的呢？

妻子：我俩是同学……

阮：自然而然就在一起了……

妻子：他最大的特点是，学习很好，在女同学中相当有吸引力。我非常佩服他，经常向他请教问题。

宛：从何时开始谈恋爱？

妻子：初中时，可能就有好感，我们班同学都说我格外

"器重"他，我在班上担任团支书，他加入中国共青团还是我推荐的呢。他家经济条件不好，兄弟姊妹又多，初中的学费都欠着学校的。考高中时，他考上一中，我考上二中，但是，如果他"降格"去二中，学校会减免学费，所以他就去了二中，就这样，我俩高中也同班。然后，考上大学后也经常联系……

宛：稀里糊涂地谈恋爱……

妻子：我心里有数，他心里也有数，没有表白，没有求婚，就这么在一起……稀里糊涂，也理所应当。

宛：您这……

妻子：他走路从来不看其他姑娘，再好看，看都不看一眼的。一下班，就等我回家吃饭。

宛：家务谁负责？

妻子：他也会做。他在江西时，闲暇之余，就琢磨烹饪，还用硬壳笔记本手抄了一本。因为钢笔字写得太好，都被其他人拿来当成字帖临摹……（幸福地笑）

宛：平平淡淡，也是一种浪漫。您二位有什么共同爱好？

妻子：他喜欢玩，我就跟着他玩。

宛：您二位患病时，您怎么就能"豁出去"先保他呢？

妻子：两个人都得癌，保住一个是一个，他身体素质比我好，对我们这个家贡献比我大……只要他能活下去，我走了也死而无憾。

宛：怎么才能做到这么无私？

妻子：这些年，我很依赖他。我没什么上进心，比较听话，他凡事都有自己的想法，完全是个"全才"。家具电器坏了，他摸索着修好；孩子大病小灾的，他能应付；我遇到大大小小的问题，他会处理……

宛：您是打心眼里崇拜叔叔，喜爱叔叔！那您觉得您对他的吸引力来自哪？

妻子：我条件可比他优秀多了！我家有海外关系，伯父在新加坡，资助我们上学，经常从新加坡寄东西，都是稀罕物件，像手表，我都不敢带。

宛：您却不计较物质条件……

妻子：我的同学都说，我不贪财，是欣赏他的才气。他长得又黑又呆，留两撇胡子，到我家串门时，还被父亲误会成老师家访！

宛：凭才华也可以娶媳妇儿的！

按：此刻，我竟从老两口的脸上，看到了一丝羞赧，仿佛昨日重现，透过时光，看到了当年一个小伙子和一个小姑娘，既青涩，又甜蜜……

结语："从前的日色变得慢/车，马，邮件都慢/一生只够爱一个人"，采访了阮氏夫妇，我仿佛才真正读懂了，木心这首《从前慢》。

桃李不言，下自成蹊。从青年时期"稀里糊涂"谈恋爱，到阿姨对叔叔的"无条件崇拜"，再到罹患癌症后阿姨心甘情愿把"生"的机会让给叔叔……从头至尾，他们不言"爱"字，但伉俪情深，溢于言表，我们无不感受到浓浓爱意。

● 【医案】

患者阮某，男，69岁。2011年4月18日初诊。

**主诉**：胃癌术后9个月。

**现病史**：患者无明显诱因出现反复中上腹胀闷、食欲减退，食量减少1年余，经胃镜及病理检查确诊为胃癌，行胃大部（4/5）切除术，术后行化疗6个疗程。曾被诊断为"中度贫血，低蛋白血症，白细胞减少，末梢神经炎"，予以相关治疗。刻下症见皮肤、黏膜苍白，中上腹胀闷，嗳气，脱发，视力减退，双下肢麻木，舌质淡（＋）紫（＋＋），苔薄黄腻厚（＋），右脉弦（＋）细（＋）虚（＋），左脉浮（＋）。

**既往史**：脑梗死，痛风。

**个人史**：长期饮酒史（白酒约400mL/次）。

**西医诊断**：胃癌术后。

**中医诊断**：癌病。

**中医辨证**：脾虚肝郁，痰湿瘀血。

**治法**：疏肝健脾，活血化瘀祛湿。

**方药**：温胆汤化裁。党参20g，姜半夏50g，陈皮20g，制天南星30g，醋莪术50g，醋三棱30g，茯苓30g，炒白术15g，生薏苡仁30g，建神曲20g，大腹皮15g，皂角刺15g，生龙骨30g，生牡蛎45g，炙甘草6g，吴茱萸5g。28剂，水煎服，每日1剂。

第二诊，诉服药后上腹胀闷症状减轻，根据舌象、脉象及症状诊断，病机无大变化，效不更方，守方治疗。

此后至今，患者长期服药，定期复诊，在此基础上根据舌象和脉象以及症状的改变，调整用药。

● 【医案分析】

患者因"反复中上腹胀闷"就医，发现胃癌，虽行胃大部切除术并行化疗，但经过手术及化疗，胃气大伤，故出现"反复中上腹胀闷"、嗳气诸症。气机失调和气化失常是本病的基本病机。

在疾病的发生、发展过程中，任何局部病机变化必然引起气机运动的失调和气化活动的失常。由于患者早期肿瘤抢夺营养物质，合并消化道出血的症状，后期化疗的毒副作用，血红蛋白、白细胞、血小板、白蛋白等严重低下。症见嗳气及脉象弦浮，提示肝气上逆，人之所有唯气与血，故治疗主要抓住"气"的相关病机，疏肝健脾，以党参、炒白术、茯苓、建神曲等健脾益气，以吴茱萸疏肝下气，龙骨、牡蛎平肝潜阳。该患者癌病的主要病机为痰凝血瘀，苔厚腻，提示邪气深重，以姜半夏、制天南星、生薏苡仁、大腹皮等祛湿化痰，以醋三棱、醋莪术等活血化瘀。此病案中，治疗总体上主要抓住了"气"的相关病机，即把握住了气与血的关系以及扶正与祛邪的关系。

● 【师评】

阮先生对于治疗很坚持，生活也很开心，也不会觉得太压抑，所以这是最好的患者。

对于癌症这个病预后的认识，我们可以看出中西医的"生死观"可谓大相径庭。西医判断这个人会不会死，是以患者能否进行某些治疗为标准。例如：西医判断癌症的早、中、晚期，是以能不能手术为标准。我们中医的生死观是，以胃气为判断生死的标准，"有胃气则生，无胃气则死"。这是两个截然不同的概念。我们是从状态来看，如果这个状态离"死亡"近了，近到不可调了，我们则说他"将死"了。

西医认为部分癌症晚期患者存活期为3~6个月。这样的认识会造成病人的心理压力很大，甚至不排除有些人是被"吓死的"。我们中医的生死观，应该宣扬出来！因为在病人绝望之际，须要有一个"生机"。比如：某一个人已被判死刑，突然被告知改成二十年有期徒刑，他肯定很激动，因为这就代表有"生机"、有"活头"了。医生下了判断只能活几个月，那有可能几个月后他真的就死了。身体是很复杂的，人的求生欲是很强的。因此，宣传中医的生死观也是很有必要的。

生死观，顾名思义，即指对于生与死的基本看法，包括如何看待生命、人为什么活着、生命之意义何在，以及如何看待生命进程中必然会降临的死亡等一系列问题。生死问题谁也无法逃避。贪生怕死，趋利避害，是人类的天性与本能。生死之谜的破解，则基于人们内心的需要和感情的信仰。儒、释、道三家是中国古代文化的代表，它们对于生与死的界定，从根本上诠释了对于大千世界的不同认识，也显示了对中国传统思想文化的深层认识，为我们对生命的认知与参悟提供了可贵的帮助。在中国传统的生死观中，无论是儒家的"敬始、慎终、追远"的理性平安，抑或道家的"方生方死，方死方生"的自然之道，皆表达了对待生与死的一种自然心态："生之来不能却，其去不能止。"对于人们的痛苦，真正能做到顺其自然的人，反而平静、无痛、无苦。生与死皆是人生问题的极限，所以，不妨看开一点，有情便是苦，无情方得自由。

# 第八节　一个老厦门人的抗癌故事

## ——林女士抗癌15年实录

> **导　读**
>
> 　　来到林阿姨住处，首先入目的是典型的厦门老式建筑。踏进窄窄的胡同，两旁的红色墙砖，一看便觉得很有年代感，瘦长型的窗户整齐排列，单元楼的大门顶端尚且保留着西洋雕刻，屋顶上一座三角形的尖架高耸入云，仿佛看到了一幢幢天主教堂。
>
> 　　四层小楼，木制楼梯，我们的脚步情不自禁地放缓、减轻……每层楼大约五个房间，阿姨告诉我们，当年资源紧张，一个房间住一家人。现在有钱了，大家都搬走了。她就把隔壁也盘下来，一间作卧室，一间作客厅。厨房、厕所是公用的，与北方的老筒子楼颇为相似，但增添了一份西式风韵。

**宛**：宛金。

**张**：张阳扬。

**林**：林女士。

**丈夫**：林女士的丈夫。

## 一、空白的9年

**宛**：林阿姨，您能简单梳理一下您的基本病情吗？

林：乳腺癌，2001年手术，2010年开始吃王院长的中药。

宛：中间的9年时间，有什么治疗吗？

林：化疗6次，放疗1个月。

宛：放化疗后，身体状况如何？

林：疲乏无力，提不起劲，走路似在"飘"，担心随时会倒下。基本生活都受影响：洗两件衣服，第二天两只手就酸得不行；擦个地板，第二天整条胳膊就酸得厉害；浑身上下的骨与关节都酸得严重。就是没劲，后来西医医生就介绍给王院长看了。

张：这种状态持续了9年？

林："虚"了9年，免疫力极其低下。术后出院时，医生千叮咛万嘱咐，避免触碰他人血液，如不慎刀伤务必及时处理，以防止感染。另外，他建议我找中医调理。

宛：西医建议您看中医？

丈夫：西医治标，中医治本。

宛：复查过吗？

林：第一年每半年复查1次；第二年开始，一年复查1次。都正常。

张：饮食如何？

林：老人都说：手术后，最好吃鸭，公鸭不行，必须母鸭，还有尚未下蛋的小母鸡，也就是"鸡姑娘"。

张：吃了后，精神好点了吗？

林：多多少少有点作用。后来，找王院长看病，他建议尽量吃素。但是，我并未真正忌口，偷偷在吃。

按：乳癌术后9年方服用中药。

## 二、紫色的舌头

张：我看过您2010年的就诊记录，因"不寐①30年"就诊，当时舌象非常特别……

林：紫色。王彦晖院长说，瘀阻相当严重。现在每次看诊，王院长都说，舌象好看多了……

张：紫舌实在太典型了（笑）。

林：我一直喝中药，王院长的学生十分疑惑，怎么能坚持这么久。我说："惜命就得喝药！"王院长哈哈大笑："当然要惜命，不然就白活了！"

宛：您是怎样评价中药疗效的？

林：精神越来越好，能正常生活。我爱人的姐姐也是乳腺癌，也找王院长看，她的精神面貌也很好，家里大事小情都能做。

丈夫：她现在不抹口红，唇色红润，以前可是紫得发黑，与舌头颜色差不多！

林：我曾看过其他中医，一伸舌，医生就眉头紧皱，无从下手似的……

张：如果那9年时间，您也坚持吃中药就更好了！

林：好多人见了我都说，气色很好，长肉了……

丈夫：手术时只有70多斤。（笑）现在，长了20斤。

按：紫舌主血行不畅。全舌青紫者，其病多为全身血行瘀滞。

---

① 不寐：中医病名，即失眠。

### 三、压抑、压抑、压抑

张：家族里有类似的病史吗？

林：我父亲患有食道癌。医生说，我患病有一定的遗传因素。

张：2001年患病之前，您生活状态如何？

林：我干活相当麻利，用你们现在的话说，典型的"女汉子"——100斤的大米，"噌噌噌"就扛上四楼。得病之前，擦桌子、扫地、送小孩上学……我爱人这些一概没做过，连小孩在哪所学校，他都一问三不知。

张：工作呢？

林：在办公室一人兼五职：工会、统计、劳工（现人力资源）、共青团团委书记……

张：思考过为什么会患病吗？

林：可能是太累了吧……那段时间，心情特别压抑。婆婆肝癌，公公中风，公公卧床整整14个月，吃喝拉撒，全是我一人照料。工作也非常劳累。

宛：伺候公婆的辛酸，方便讲一讲吗？

林：公公中风以后，说话不利索，大便完，就动手去抓，手上、脸上、头发上、被子上、衣服上……全是大便。我们夫妻俩都在上班，哪怕再累再饿，下班都先去医院，把里里外外换洗干净了，才能回家做饭。

宛：好辛苦啊

林：婆婆是肝癌，医生已经判断还剩不到3个月。我带着她遍访中医，处方上有些中药医院没有，就去药店找，药店没有，就上菜市场，找草药摊……最后，婆婆多活了大约10个月，走的时候很平静、很安详。

丈夫：家事全由她一人操持。

宛：您怎么失眠那么多年啊？从年轻时就失眠吗？

林：结婚后，因为一些家里事，就患上神经衰弱了，长年挺压抑的，还没法与人说，失眠慢慢就越来越重了。

张：长年这个状态，没想到去调理吗？

林：当时不懂啊，没重视……后来越来越严重了。

宛：可能就是这个原因，舌头才那么紫。

林：2000年妇科检查正常。2000年8月，乳房胀痛，洗澡时自查发现乳房"硬块"。

张：您还会乳腺癌的自我检查？

林：单位比较重视女工健康问题，专门组织上课，教授如何进行自查，涂抹肥皂后，怎样触摸，怎样感觉……

丈夫：过完年去医院，彩超检查发现占位性病变，病理检查提示乳腺癌，做了手术。

按：乳腺癌的自我检查方法：月经后5~10日内，面对镜子，自己检查，先检查乳房外观，看皮肤有无橘皮样皱缩和酒窝状改变，乳头是否内陷、回缩或抬高。然后一侧手指并拢，平放于乳房上，依次轻柔地触摸，可沿着顺时针方向，也可沿逆时针方向进行，由内侧到外侧，注意切勿重按。最后挤压乳头，看是否流出血性液体或褐色、暗红色、淡黄色液体。

乳腺癌的典型体征：乳腺肿块（80%的乳腺癌患者以乳腺肿块首诊）、乳头溢液、皮肤改变、乳头、乳晕异常、腋窝淋巴结肿。乳腺癌的早期发现、早期诊断是提高疗效的关键。建议女性朋友了解一些乳腺疾病的科普知识，掌握乳腺自我检查方法，养成定期乳腺自查习惯，积极参加乳腺癌筛查，防患于未然。

## 四、热爱生活的小女人

宛：患病后，叔叔帮你分担家务吗？

林：2001年，都是他在做，学着擦桌子，扫地板，擦地板，买菜，煮饭……那一年靠他，一年后就是靠我。

宛：一年后又是您？

林：身体好了，我不愿意让他做，更喜欢亲手打理这个家。

宛：有什么爱好吗？

林：养小动物，养鸡、养鸭、养猪、养猫、养乌龟、养鸟，还养狗哦。不过，我家的狗前不久过世了。

张：生病了吗？

林：被别人家狗咬死的。养了13年，太老了，被一只土狗活生生咬出一个洞……救不回来了。

丈夫：要是给她一个空间，她能把它变成一座山庄！

按：阳台上有很多只大乌龟，最大有两个手掌那么大，据说养了10几年了。旁边还立着一只八哥，阿姨让它喊妈妈，它却喊起了爸爸、爸爸……两只猫咪已经睡倒在沙发旁……任凭我们挑逗，依旧高傲矜持。

## 五、母爱，代代相传

宛：您初中时，担任校排球队长，身体素质很好吧？

林：小时候体质很差，非常瘦。后来，检查发现肺结核钙化灶，可能是小时候罹患过。

宛：通过打排球，身体变好、变强壮了？

林：对，你看那张照片，腿很粗壮，特别结实。

宛：从小就性格要强？

林：家里5个兄弟姊妹，条件非常困难，哥哥姐姐从小就负责带弟弟妹妹，"长兄如父""长姐如母"便是此意。母亲是文盲，要求每个孩子必须学会识字，我们五姊妹都进过中学。

宛：真是位了不起的母亲！

林：我能念高中，也有故事的！小学时，母亲一个月给我8块钱，让我持家，还要负责锄草、施肥、浇菜……四年级，母亲不让我继续念，我从8块菜钱中拿了4块钱去学校注册……

宛：小小年纪，就如此机灵！

林：初中时，母亲又不让念了，那一次，家里正在修房，我真的不敢继续念了。一个星期后，班主任、教练和队友们一起到我家，让我务必返校，参加全市比赛。我是排球队长、主传手，缺席会影响比赛成绩。

宛：学费怎么办？

林：班主任给的。读到高一，家里穷得连屋顶都拆了……实在读不下去了。

宛：对此，怨恨过父母吗？

林：可怜天下父母心，他们也是没办法。之后就参加工作了。母校110周年校庆，我们都去了。

张：您的孩子生活如何？

林：女儿快生了！

张：恭喜恭喜！（笑）您要帮她带外孙，是吧？

林：那天同事聚会，她们说，雇一个月嫂一个月10000块；月嫂只负责"母子餐"，还必须雇一个保姆……

宛：月嫂照顾母子，保姆负责干活。

林：哎哟，钱也不是这么花的呀！我给女儿当月嫂！

按：50年前阿姨的母亲、年过半百的阿姨、临盆的阿姨之女、即将出生外孙，爱、理解、相互扶持……隽永的情感在四代人之间流转、轮回。或许林阿姨母女三代都在用自己对生命独特的理解去爱这个家庭，去演绎自己的故事！

**结语**：林阿姨化疗后，有9年的时间未吃任何中药，竟奇迹般地不曾复发。乳腺癌是各类型癌症中复发率较小、预后较为良好的癌症。

我们写这本书的初衷是呈现每一位癌症患者最真实的状态。我们虽身为"中医人"，但写这本书绝不是一味地为中医"叫好"。而是通过现有的资源，以客观的态度了解一个庞大的疾病群体，把最真实的想法和生存状态记录下来，广而告之，让理论落地，让大众对癌症的认识更具体、更"人性化"。道家认为：承认事实、承认不知道，是健康的心灵最基本的元素。实事求是，正是我们做学问的态度！

林阿姨早年因家事落下了神经衰弱的"根"，患有重度失眠。王彦晖教授常对学生谆谆教诲：大多数疾病与睡眠状况休戚相关。睡觉，这件再平常不过的小事，却关乎神经系统、内分泌系统等，不容小觑。和阿姨聊天的过程中，那些家事委曲，令我们百感交集。"家家有本难念的经"，过犹不及，忍耐、顺从、勤劳……这些所谓的"传统美德"，可能会变成一个无形的杀手，一点点侵蚀我们的生命之花。英国作家Williamgolding说过："我觉得女人自称和男人平等，真是太傻！因为女人一直都远比男人优秀。你给她一个精子，她给你一个孩子；你给她一个房子，她给你一个家；你给她一堆食材，她给你一顿美餐；你给她一个微笑，她会给你整颗心。"母亲是一个家的灵魂，积极调养身心，善待自己，才能保障一个家庭幸福、完满。

● 【医案】

患者林某，女，54岁。2010年5月21日初诊。

**主诉**：左乳腺原位癌术后9年。

**现病史**：2000年8月，患者出现乳房胀痛，自查发现乳房"硬块"，后行彩超检查发现左乳占位性病变，病理检查提示乳腺癌。2001年行手术，术后行化疗6次，放疗1个月。刻下症见难入寐，面色黧黑，晨起时全身骨与关节酸疼，腰酸为甚，头晕欲仆，常头痛，胸闷，气短，心悸，舌淡红紫（+++），苔薄黄腻，脉右细虚（+），左弦（+）。

**既往史**：难入寐30余年。2002年脑部曾行伽马刀手术。

**家族史**：父亲曾患食道癌。

**西医诊断**：左乳腺癌原位癌。

**中医诊断**：癌病。

**中医辨证**：肝郁脾虚，痰湿血瘀。

**治法**：疏肝理气，健脾祛湿，活血祛瘀，重镇安神。

**方药**：温胆汤化裁。太子参60g，茯苓25g，赤芍30g，丹参50g，炒枳壳6g，炙甘草12g，合欢皮50g，夜交藤30g，炒酸枣仁45g，珍珠母60g，磁石45g，姜半夏20g，浙贝母30g，五味子15g，党参20g，生山楂20g，生神曲20g，生麦芽15g，生薏苡仁30g。7剂，水煎服，每日1剂。

第二诊，即诉睡眠明显改善，寐安。其余症状如前，在原方基础上加全蝎6g和蜈蚣1条。

此后治疗，在此基础上根据舌象和脉象以及症状的改变，调整用药。在正气允许的范围内，一度加入三棱30g、莪术30g

以加强行气活血破瘀的药力。患者坚持服用中药，至今生活状态良好。

● 【医案分析】

中医认为情志失调、湿浊侵袭以及饮食失宜是肿瘤发生的主要原因，其病性属本虚标实，本虚即脾胃气虚、正气不足；标实为瘀血、痰湿蕴结。病情变化复杂，寒热错杂，虚实夹杂，但万变不离其宗，处方施治及变更的依据都是：患者当时所处的状态!

正气充足是祛邪的保障，扶正是癌症治疗的基础。方中太子参、党参、茯苓、炙甘草等健脾益气，炒枳壳、合欢皮等疏肝理气。在疏肝健脾的基础上，正气允许的范围内，逐渐加重祛湿化痰、活血化瘀类药物用量，陈皮、姜半夏、生牡蛎、浙贝母等化痰软坚散结；后加入三棱、莪术行气破血。在整个治疗过程中，注重患者的基本需求，首先患者最痛苦的症状是难入寐30余年，配伍珍珠母、夜交藤、炒酸枣仁、五味子等宁心安神重镇之品，药后即极大程度上改善了患者睡眠。

明确广义正虚和狭义正虚之间的关系，判断正虚的性质和程度必须有足够的症状和舌象脉象证据。根据患者的舌象和脉象的变化以及表现的症状，不拘泥于原有的固定思维，及时调整处方用药，必要时大胆加大用药剂量，力争能够阻止或减缓疾病的恶化。在治疗的同时注意兼顾脾胃的运化功能，有助于药到效达。

● 【师评】

这位病人，我印象非常深刻，尤其是她的舌象——这是历史上我看过的最紫的舌头，可以用"紫得吓人"来形容。究其原因，可以从三个方面考虑：一是由于本病；其二是化疗的影响；其三是患者常年心情不舒。患者由于家庭因素（婆媳问题、姑嫂矛盾等），精神压力巨大，情绪压抑，导致长期失眠。

我们知道，癌症的发病，情志因素是至关重要的一个方面，而癌症的治疗，患者的心态是不可或缺的一环。调整心态是很难的。人的心态是"德行"的一部分。心态要好，"德"必须过关。怎样才算心态好？一言以蔽之，即"不纠结"。万事万物你都能理解，把所有事情看通、看透，就不会纠结，自然心态就好了。心态好了，一切都好了。早在几千年前，孔子就曾说过："言知之易，行之难。"《尚书》中也提到："非知之艰，行之唯艰也。"真正要做到这一点太难。从操作层面上，有一个可以简单检验自己心态和情绪的准绳，就是睡眠，即是否拥有一个良好的睡眠，或者说根据烦恼是否影响到了睡眠来判断心态如何。心态，我们不好调理，但是，失眠我们是可以调整的，要避免不良心态导致疾病，那就不要失眠，必要时找中医开药治疗，也不失为一个好方法。

疾病的治疗必须医患双方共同努力，医者创造一个利于疾病向愈的环境，该环境的建立中最基本的因素便是三大基本生理需求——饮食、睡眠、二便。梁漱溟在《中西学术之不同》中说过，中医治病在于开发人的自然之力，这是治疗的前提。西医是"身体观"，把人体看成是一个静态的、可分的物质实体；中医是"生命观"，把人体看成一个动态的、不可分的"整个一体"，疾病治愈的本质在于机体自身的恢复。

# 第二章　西医的独白

## 导　读

　　清代末年，西医传入中国，自此，"中西医之争"便登上历史舞台。1929年民国政府提出了"废止中医案"，一时间，"新旧之争"堪称鲸涛鼍浪。近代，甚至有"中医应该退出医疗市场"的言语甚嚣尘上……

　　近年来，陆续出现了揭露西医不足之现象，如：西医将"小病"治成大病、"治标不治本"、"治疗格式化"之流。历史总是惊人的相似，亦有人鼓吹应让西医退出医疗市场。

　　途经百年的风风雨雨，肿瘤的中、西医治疗长期处于风口浪尖。西医与中医一度势不两立，西医以手术为戈，占领了肿瘤治疗的半壁江山。渐渐地，西医抗癌药物，对患者自身免疫系统的毒副作用开始显现。越来越多的事实表明，中医药在延长肿瘤患者生存时间，维护与改善生存质量等方面都取得较大进展。随着医学的发展，中西医结合治疗肿瘤，从临床到基础均取得了可喜的成果，与此同时，也面临前所未有的机遇和挑战。

　　正如韩启德院士所言：现代医学有很多的缺陷，我们的中医有很多的缺陷，我们互相取长补短……但是，真正实行起来实属不易，很难结合。中西医结合治疗肿瘤的研究走过了40余年的艰难历程，纵使路漫漫其修远兮，但无论中医界，还是西医界，总有人前赴后继、上下求索，这是人类之福、生命之光。接下来，让我们听听，来自西医界两位专家的声音。

# 第一节　一位西医肿瘤科主任的独白

**导　读**

晋·杨泉的《物理论》有云："夫医者，非仁爱之士不可托也；非聪明答理不可任也，非廉洁淳良不可信也。"在肿瘤已成为常见病、多发病的今天，西医仍是肿瘤治疗的主力军。肿瘤科主任，一位整天与肿瘤患者打交道、从死神手里抢时间的人，从医30余年，具有怎样的抗癌经历？对抗癌有什么心得？对肿瘤治疗有什么总结和期许？对中医抗癌会有怎样的看法……

张：张阳扬。

安：一位西医主任。

宛：宛金。

## 一、西医治疗肿瘤之发展

张：您怎么会选择从事肿瘤研究？

安：本科专业学的并不是肿瘤。20世纪80年代末毕业，那时工作包分配。后来，考上同济大学医学院的研究生，导师是肿瘤科的。

宛：治疗肿瘤这么多年，最深的体会是什么？

安：30年前，癌症是罕见病；今天，癌症是常见病。七八十年代，传染病发病率最高。随着人们生活水平的提高，肿瘤发病率越来越高。

宛：您认为西医治肿瘤，优势是什么？

安：总体上，肿瘤的治疗分为精神治疗和控制治疗。控制治疗分为以下阶段：可控、消除、痊愈。肿瘤细胞很"聪明"，过度抑制，会产生耐药，甚至转移。这时，必须介入其他治疗手段，化疗、放疗、靶向治疗……

宛：目前，最高明、最先进的肿瘤治疗手段是什么？

安：首先是靶向治疗，近年来应用很广泛；其次是免疫治疗①，通过免疫调节，找到一个免疫节点，把这个节点的原理研究清楚，针对该节点，将无法识别肿瘤的免疫系统，即将受到抑制的免疫节点释放出来。

宛：如此，便能抑制肿瘤？

安：大多数肿瘤病人都有肿瘤免疫抑制，即免疫系统被抑制。其原因是：一，不能识别肿瘤细胞的人体免疫系统；二，免疫"杀伤力"降低。免疫治疗的重中之重是找到关键节点。T细胞②被抑制，免疫识别效率和杀伤力降低，治疗相当于"松刹车"。

宛：换句话说，免疫治疗，即"唤醒"受抑制的免疫细胞。

安：提高免疫系统识别肿瘤和杀伤肿瘤的能力。一些相关

---

① 免疫治疗：美国权威的《科学》杂志评选出 2013 年的十大科技进展，其中癌症的免疫治疗荣膺首位。癌症的免疫治疗是通过调节机体免疫系统的功能状态达到抗肿瘤的目的，实质是通过患者自身抗癌能力的提高达到消除肿瘤的目的，与传统手术、放疗、化疗的直接杀伤癌细胞有本质不同，治疗的标靶是身体的免疫系统而不是直接针对肿瘤。

② T细胞：主要是带有 αβ：细胞受体的一类，其中有表达 CD4 和表达 CD8 分子两种，CD4 T 细胞主要分泌细胞因子来调节其他免疫细胞的功能，因此被称为辅助性 T 细胞。CD8 T 细胞则被称为杀伤性 T 细胞，比如对于病毒感染的细胞，它们能特异性地识别并杀死它们。

药物美国已经批准上市，中国临床试验也已结束，相信不久的将来，就能应用于临床。

张：任何肿瘤病人都能接受该项治疗？

安：几乎对所有肿瘤都有效，唯一不足是尚未确立筛选指标。

宛：这药真正开发出来，治疗癌症就像治感冒一样了！

安、张：（笑）。

安：采用靶向治疗的病人的生存期，以前预期只有半年，现在已提高至8年。

宛：肿瘤已变成慢性病。

安：大大延长了患者的生存期。目前，多数靶向药物已发展至第三代。第一代初始效果明显，后来出现耐药；接着，出现了第二代、第三代。到第三代时，患者的生存期为七八年。如果免疫治疗研究成熟，以前的不治之症，也许就能药到病除。

张：无论对什么癌症，都会优先向患者推荐靶向治疗吗？

安：这个问题问得好！美国做过一个伞形研究：无论什么肿瘤，先彻底检查是否有基因学改变，如果有的话就找到驱动基因进行针对性治疗。在美国，进行过实验室研究、临床试验并被批准上市的大约有300种靶向药。只需找到一个靶点，相应的靶向药作用于找到的靶点……我国也在做这类研究，宗旨是找到驱动基因，然后，给予相应的靶向药，这就是现在癌症治疗的一个趋势。

张：也是治疗的一个突破。

安：有一类肿瘤很有意思：找不到肿瘤原发灶的转移瘤。不知道它从哪儿来的。在这种情况下，取转移瘤标本，检测驱动基因，不管它是从哪儿来的，都能找到靶点，给予靶向药。

宛：这种治疗方法不管肿瘤原发灶在哪儿，直接研究肿瘤基因，更注重肿瘤的发病机制。

安：肿瘤用基因分型，打破了器官分型的概念，打破了肺癌、乳腺癌、结肠癌等原有的界限。肿瘤根据器官分类，可以归纳它的特征，比如胃肠有胃底贲门癌、胃体癌等，所有这类器官的低分化肿瘤特性都相同。另一类肿瘤，尚未高分化，无法与组织匹配，无法看出特征，显微镜下呈现为小细胞增生，则根据病理特点分类更合理。这一类肿瘤，恶性程度很高、转移能力很强。

宛：这一类肿瘤将来能被攻克吗？

安：这是人类共同的理想。国内外开会，大家提出的口号是"把肿瘤当慢性病治疗"。但是，还有很多问题亟待解决，还需要很多时间……

张：按这趋势发展，化疗会被淘汰吗？

安：不会。化疗是肿瘤治疗的基石。第一，不是所有癌症病人都存在基因学改变。第二，很多病人，即使有基因学改变，也不具备给药条件。

张：也就是说，基因治疗无法替代化疗？

安：基因治疗不可能替代化疗，顶多是相互配合。

## 二、大环境对肿瘤发病率的影响最大

宛：肿瘤变成了多发病和常见病。在这么多种疾病中，为什么肿瘤发病率和致死率那么高？

安：第一，人口老龄化。机体老化后，免疫力下降，患病概率增大。

第二，环境污染。20世纪50年代，战后的日本，高速开发，环境污染加重，肿瘤患者急剧增多。后来，日本大力治理环境污染，肿瘤患病率明显下降。

宛：北京大学一项流行病学调查显示，环境和大气污染引起的肺癌，患病率还在增加。

安：目前实现了全球工业化，城市交通拥堵，汽车尾气对癌症发病影响相当大。世界卫生组织的流行病学调查显示，汽车尾气是致癌物。

宛：您刚提到，50年代，日本经济高速发展，这个时期是日本历史上一个"肿瘤高发期"。我国目前正处于经济快速发展阶段。社会氛围就是"不断向前冲"，人们容易焦虑、浮躁。您认为心态与肿瘤发病有关系吗？

安：社会心理学和流行病学相关研究表明，长期处于紧张状态容易引起肿瘤。我认为，心理因素在肿瘤病因中占比较小。主要还是与生活环境、自然环境有关。

宛：生活环境，具体是指哪一部分？

安：饮食结构。

以前，胃癌特别常见，患者大多为穷人，与长期酗酒、暴饮暴食等有关；现在，乳腺癌、肺癌、结肠直肠癌、前列腺癌最常见。时代在变，人们的饮食结构也在变，癌症类型也在变①。

调查显示，在人类发展指数高、较高的社会，乳腺癌、肺癌、结肠直肠癌和前列腺癌4种癌最为普遍。在人类发展指数为中、低的社会，除以上4种外，食管癌、胃癌和肝癌也较

---

① 癌症类型也在变：世界卫生组织下属的国际癌症研究机构日前在日内瓦公布的最新研究结果表明，随着社会发展，某些癌症的发病率呈现较大变化；在不同的社会发展阶段，多发癌症的类型存在较大差异。

常见。

随着人类发展指数升至较高、高的阶段，子宫癌和胃癌发病率呈大幅下降趋势，但乳腺癌、结肠直肠癌和前列腺癌的发病率却大幅上升。

随着人类发展指数的提高，社会和经济因素发生变化，由感染所引起的癌症呈下降趋势，取而代之的是与生殖、饮食和激素等相关的癌症。

张：因此，肿瘤的预防，追本溯源，应该从政策着手，抓大环境。

安："绿水青山，才是金山银山。"国家对保护环境、污染治理越来越重视。新闻报道，某地因环境问题[1]，连副省长都开除了。国家环保部（中华人民共和国环境保护部）正积极处理环境问题，但这需要过程。

宛：环境污染是最主要的原因，但也最难解决。

安：现在，已有一些城市制定并实施了新的城市交通规定，汽车必须环保检测合格、具备汽车环保标志[2]，尾气排量必须达标。希望蓝天白云的梦想早日实现，肿瘤发病率一定会大幅度下降。

## 三、早发现、早治疗才是王道

张：除了大环境的治理，在医学上，怎样预防肿瘤？

安：这个问题问得非常好！预防的效率和经济效益优于治

---

[1] 环境问题：指2017年，因祁连山环境破坏严重，甘肃多名高官被问责，受党内严重警告处分。

[2] 汽车环保标志：是国家发放的机动车排放标准的分级标志，按照车型和排放标准进行审核、发放。

疗。对于肿瘤尤其强调早发现、早治疗，这样不仅能显著减少病人的医疗费用，预后也更好。

宛：在我国，肿瘤的早期筛查做得并不好。大多数肿瘤患者，就诊时已是中、晚期。

安：早发现是疗效关键。40岁以后，一定要定期进行癌症筛查。我国癌症患者生存期较短，与欧美国家相差约10个百分点。这并不是因为我们医疗水平差，而是发现晚、治疗晚。

张：我国的医保（医疗保险）政策，内容只覆盖了疾病的治疗，不涉及普查。还有些地区，农民根本没有医保。

安：医保是个问题。一些欧美国家的医保政策很值得借鉴：德国强制性规定，全民参加医疗保险，必须定期体检。举个例子，每人每年必须洁牙2次，免费。如果未按规定洁牙，治疗牙科疾病，只能自费。

安：从整个社会的经济效益上考虑，在肿瘤的早期筛查方面，国家投入的还不够。

宛：很多肿瘤早期是可以治好的。

安：现在，女性比较注重身体检查，像乳腺癌，早期及时发现，就能治好。好莱坞电影明星安吉丽娜·朱莉[1]，当检查发现乳腺癌遗传概率很高时，就把乳腺切除了。

宛：您怎么看待安吉丽娜·朱莉的行为？

安：我在读博士期间就研究这个课题。

很多患者，全家都罹患肿瘤。一位家族性的结直肠癌患者，

---

[1] 安吉丽娜·朱莉：根据乳腺癌基因检测，她发现自己是先天性 BRCA1 基因缺陷者，乳腺癌的终生患病风险高达 65%，因此做了全乳腺切除和再造的手术，并呼吁有遗传倾向的女性主动采取措施。手术在保留一定的乳房结构的情况下，经过整合及再造，不会影响到病人整体外观形象。

育有4个子女，发病年龄24~36岁不等，都是结肠直肠癌，都在我们那里接受治疗。这位患者家族史非常明确，经过遗传学检测，筛查遗传基因，就在送检分析结果的过程中，我们迎来了第5个患癌的亲人……

没有基因学改变的人，大都能健康地活到60岁左右。有基因学改变的人，30岁后罹患肿瘤的概率很大。

宛：关于遗传性肿瘤的筛查，国内与国外相比，还有一定差距。

张：安吉丽娜·朱莉的行为，产生了"名人效应"，推动了遗传性肿瘤基因筛查的发展。现在很多公司、医学单位也在开展这项检查。

宛：基因筛查+预防性手术，对其他肿瘤也适用吗？

安：除了乳腺肿瘤患者，其他患卵巢肿瘤、结直肠肿瘤等高风险的人，即遗传突变携带者，就需要考虑手术。

张：如果某患者为家族遗传结直肠癌高发，且有结直肠癌表达基因突变，突变的因子会不会表达到其他器官？比如肺、肾、脑……

安：不会。突变修复基因会引起DNA突变，修复不良，呈现家族性结直肠和内膜癌。好发部位只是结直肠。

张：在我们科室里，有一位大肠癌患者，祖母是肺癌、大伯是胃癌、叔叔是胃底贲门癌，基因表达不一致，也存在基因遗传问题吗？

安：不一定，需进一步检查。肿瘤发病也有地域性，例如厦门一带是高发区域。

宛：肿瘤患者的相关遗传史尤为重要啊！

安：这就是遗传关联分析。但是，不少临床医生，局限于医院条件，局限于认识匮乏，局限于检查设备等，没有想到这一点，没有了解遗传史。

宛：您对肿瘤患者有什么建议？

安：保持健康心态，加强锻炼。运动确实能够提高机体机能和免疫力。从医生的角度来讲，希望病人积极面对！肿瘤患者典型心态：①沮丧性，"为什么是我得这个病"；②回避性，"不愿让他人知晓"；③消极性，求生欲望不够强烈。

宛：很多家属会隐瞒病情，甚至要求医生配合；擅自替患者做决定。

安：这个是不对的，家属的作用应该是陪伴和疏导，帮助患者挺过去。医生更清楚病情，即便是晚期，也会竭尽全力，控制肿瘤发展，延长患者的生存期。

按：遗传性乳腺癌并不可怕，在所有乳腺癌中占的比例也很小。重要的是发现其遗传性，这就需要大家有正确的防癌意识。只有早期发现、早期预防和早期治疗，才能提高遗传性乳腺癌的治愈率。

## 四、肿瘤治疗应该中西医结合

宛：您对我们中医学生有什么建议？

安：建议中医学生多多了解学习西医的分析手段，从肿瘤疾病学，到细胞生物学。中医与西医是跨学科的知识，看问题必须用不同的分析方式，中医、西医都要了解。

宛：您认为中西医发展的趋势是什么？

安：中西医一定会结合——用现代科学的手段实现中医规范化，甚至构建一个新的治疗体系。

张：对，中医更强调精、气、神、经络、望闻问切，把握的是整体，以及脏腑、经络、气血津液等相互之间的关系。西医固然精确，但在整体观上，存在"短板"。

宛：中西医结合，西医要回归于"现象"吗？

安：不是回归到现象，是回归整体。例如，高血压治疗，以前给单类药，现在提倡"ABC联合用药"方案①，体现了多点治疗，也是整体观。

宛：抛开整体看局部，难免陷入"盲人摸象"的误区。

安：对，西医学的肿瘤治疗理念，也在逐步实现从"以瘤为主"到"以人为本"的转变。

宛：中医是从整体的角度看待肿瘤——整体观。西医治疗肿瘤的本质是，哪里"坏"了，就把哪里切掉。

安：细胞是个网络，某一块被切掉，相应地，那一片都会受影响。现在西医也越来越强调整体！靶向治疗②的治疗方式，不仅仅只针对某一个点。

张：针对一个系统！

安：打个比方，同样针对"高铁运行故障"这个问题，西医的方法是：排查出哪个省份、哪个区、哪条线路、哪段轨道、哪个零件出了问题；中医则将整套铁路系统进行改善。

宛：比喻如此形象，显然，您对中医已建立了自己独到的

① "ABC联合用药"方案：A（ACEI，血管紧张素转化酶抑制剂，如卡托普利）＋B（β受体阻滞剂，如普萘洛尔）＋C（calcium antagonists，长效钙拮抗剂，如硝苯地平缓释剂）。高血压用药方案因人而异，ABC是基本方案。
② 靶向治疗：又称"生物导弹"，是在细胞分子水平上，针对已经明确的致癌位点的治疗方式，该位点可以是肿瘤细胞内部的一个蛋白分子，也可以是一个基因片段。设计相应的治疗药物，药物进入体内会特异地选择与致癌位点相结合发生作用，使肿瘤细胞特异性死亡，而不会波及肿瘤周围的正常组织细胞。

认识。

安：中医，我只是门外汉！硕士期间，开过两三年方子而已。其实，我们西医对中医的了解还很肤浅，然而，中医对西医了解却更加深刻。

中医用药讲究"配伍"，哪怕单单一味药，加或不加，对人、对肿瘤细胞，影响千差万别。西医用药，必须依据明确的规则，以明确的统计学数据作支撑。但我相信：中医是有效的，只是目前尚不清楚作用机理。

宛：中西医结合，取长补短，定能更好地延长生命，减少毒副作用。

## 五、国内缺少一个传播医疗知识的专业平台

宛：现在，网络、通讯非常发达，肿瘤患者及家属获取相关知识的渠道很多、很便捷。但是，大多数人都是"半壶水响叮当"，甚至干扰医生治病。您怎么看？

安：有一位肺癌的患者，治疗积极，资源也比较多，某个药在美国尚且处于临床试验阶段，他已经率先知道，比我知道的还快！后来，我对他明确提出要求：不要在网上乱查，不要看百度；要看丁香园，看专业性文章。

宛：您建议患者"不要看百度"，"要看丁香园"？

安：百度也能看，"百度文库"的内容更专业一些，文库大多是专业人士的帖子。丁香园是医学专业的学生或者医疗人员的帖子。但百度"问答"等，很明显大多不专业。

宛：我们也会把这写进书里，给更多的患者及家属提一个醒。

安：不怕百度找你们？（笑）

宛：怕！但是，患者和家属乱查一通，甚至干扰治疗，整个医疗系统都存在这个问题！

安：德国焦点杂志 *Focus*，每年最后一期，都是医疗专刊，将优质医院、专科、医生罗列出来，指引患者就医。人们只需花费5欧元，就能获得一份可靠的"就医指南"。

宛：类似于"泰晤士高等教育（THE）世界大学排行榜"，一目了然。

安：我国急缺这样一个医疗行业的排名。

宛：里头牵扯的利益太多、太大，一般人根本不敢动，国家监管难度相当大。现在，"好大夫在线"、挂号网，稍微正规一点；但是百度搜索，前面有很多广告性的资讯，有些是"莆田系"①医院，大众特别容易受误导。

安：专业排名，比如有"全国最好的肿瘤医院""全国最好的精神病医院""全国最好的综合类医院""全国规模最大的肿瘤医院"等。对这些排名的了解目前还局限于专业人士，尚未普及到普通大众。

宛：排名靠前的医院简直"爆满"，"一号难求"！

安：这些排名的资讯，面向大众就医的普及度不够，我倒觉得是个商机！如果能把这个项目，做得像"微信"一样使用方便的话，对普通大众来说是好消息。

张：引导就医，成功分流。

安：现在已有的排名有"全国最好的100家医院"，如果开发项目的话，不妨扩大范围，排出"前500名"，列出前50名、

---

① "莆田系"：2016年"魏则西之死"曝光"莆田系"恶意点击事件，一个21岁的年轻人身患滑膜肉瘤，选择了百度检索出的三甲医院"武警二院"，耗尽全家积蓄，采用所谓最新的"美国技术"，最终耽误最佳治疗时间而去世。

第50~100名，第100~300名等，以组为单位，这样可以减少利益冲突。

张：患者对于就医方面的信息需求量很大，对此不了解的话，患者就医根本不知何去何从。

安：老百姓需要简单的就医工具，将医疗资讯、数据清清楚楚地普及很有必要。

张：中医都是靠口碑。

安：老中医专家资源是有限的，即便是老中医专家，也需要品牌和营销，否则，发展也受限。某一位中医擅长看哪一类疾病，排出这样的名单。

张：医学越做越细，越做越系统。

宛：大数据的分析与追踪，在医疗上有待进一步发展。

按：本文提及医疗机构及相关网络品牌，均不涉及利益关系。

## 六、医疗环境的现状及未来

张：中国与德国在医患关系方面差异大吗？

安：在德国，医生这个职业社会地位较高，很受人们尊敬；近年来，中国国内医患关系则相当紧张。

张：近年来？

安：20世纪80年代，我毕业后刚参加工作时，大家对医生还是比较尊敬的。医患矛盾的实质是利益冲突。随着医疗费用增长，法律教育的普及，病人及家属维权意识提高，医疗关系变得紧张。紧张是常态，医疗纠纷不等同于医闹。医生被打、砍杀……这是医闹，是不正常的现象，经常是有人企图从中牟取不正当利益。

宛：德国没有医闹吗？

安：没有医闹，医疗纠纷很常见，患者会联系律师。

宛：医闹，就是患者及家属以生命为要挟，向医院和医生肆意勒索！

安：国外的法律体系很严格，像"打""杀""砍"等这些敏感字眼如果出现在日常对话中，也会受处罚。

宛：国内的法律体系还有待完善。

安：国内的医患关系与大环境有关，不是一朝一夕就能改变的。

宛：维权意识提高是好事，是普法教育的硕果，但在医疗系统，维权意识稍微走偏了。

安：在德国，医生均有保险，工作期间与患者发生争执，甚至肢体冲突，保险公司会介入，调查事实，分割责任……保险公司买单，患者反而不"闹"了。

宛：国内的医生尤为需要这种保险！（笑）

安：实际上，国内也有这种保险，但更多针对医院，鲜少针对医生个人。各大医院都有保险，一次医闹，动辄十几万、上百万，若无保险，医院可无法承担。在美国，有很多执业医师独立开办私人诊所，也需要保险。

宛：现在，国家卫生健康委员会也在鼓励开办纯中医诊所，很多有中医执业医师证的中医都在密切关注中医诊所开办。

安：个人无法承担风险，保险自然应运而生。

按：《中医诊所备案管理暂行办法（征求意见稿）》2017年底正式施行，国家卫生健康委员会、国家中医药管理局之后发布的《中医诊所基本标准》和《中医（综合）诊所基本标准》是中医诊所备案管理的配套文件。新标准明确了设立两类中医诊所的条件，开办纯中医诊所的条件进一步放宽。

随着诊所备案制的落地，审批条件、执业人员资质、硬软件标准方面的规定均更加灵活，这将鼓励和推动中医诊所数量的增加与技术的发展。不过，为规范中医诊所健康发展，维护群众生命安全，后续相关部门还需加大力度进行规范、完善的监管。

**结语：**安主任对国内亟需一个传播医疗知识的专业平台的观点让我不禁眼前一亮，科学技术是第一生产力，但是，哪怕是最顶尖的科学技术，如果只是停留在理论层面，终究只算是纸上谈兵；科学技术必须服务于人类社会。安主任由"看病难、看病贵、医患信息不对等"等现状出发，看到了对这样一个平台的需求，与前沿接轨，对平台的构思十分深入、细化，且具有可行性。希望我们这本书能起到抛砖引玉的作用，让这样一个利国利民的平台早日问世。

访谈接近尾声时，安主任对我国目前医疗环境的现状及未来，进行了探讨和分析，且追本溯源，对比了国内外的社会基础、法律体系、保险运行等。近年来，医患矛盾日益凸显，现已成为社会热点之一。我国的医疗制度尚不健全，另外还有社会、经济、文化等原因，建设和谐医患关系是健康中国的核心和关键，安主任的一席话让我看到了和谐的医患关系实现的可能性，虽道阻且长，但若全社会一起行动，群防群治，医患关系零距离的明天一定会到来！

# 第二节　护理肿瘤患者16年

### ——一位肿瘤科护士长的述说

## 导　读

护士必须有一颗同情心和一双愿意工作的手。

——南丁格尔

你知道吗？当我们因病走进医院，跟我们接触最多的可能不是医生，而是护士。通过在职护士的问卷样本数据分析，90.42%的护士每周工作时间超过40小时，74.2%的护士有值夜班情况。相较而言，护士的工作更为烦琐，既要干打针、发药、铺床这样的细活，又要干搬、抬、运这样的体力活，"呼叫铃"响起，便随叫随到……

肿瘤科大概是医院里离死亡最近的科室。那么，肿瘤科的护士长，对于生死会有怎样的感悟？对于肿瘤患者的护理有什么经验可供我们学习？让我们走进"白衣天使"的抗癌岁月。

宛：宛金。

张：张阳扬。

闵：闵护士长。

## 一、与"肿瘤"缔结的缘

宛：您何时开始从事护理工作的？

闵：2002年1月15日，某医院（此处隐去医院名称）肿瘤内科成立。2002年7月，我从学校毕业，被分配到肿瘤内科。2008年2月调往肿瘤外科工作，2011年6月回到肿瘤内科，任肿瘤内科副护士长。

宛：16年了！

闵：对，从事肿瘤护理工作16年——肿瘤外科3年，肿瘤内科13年。

宛：16年间，作为护士，是否有一些患者或者家属，令您至今难忘？

闵：有一个患者，6岁的小女孩，患视网膜母细胞瘤[①]（retinoblastoma）。小女孩非常可爱，天真烂漫，嘴特别甜，跟肿瘤内科的每位医护人员关系都相当好。16年前，肿瘤内科还在旧楼房，护士站比较大。小女孩每次来治疗，妈妈都把她打扮得很漂亮，每次总是先到护士站前表演一段模特步，再进病房做治疗。但是，随着病情发展……她走的时候，我看着她闭眼的……那个画面，现在仍历历在目。

张：小女孩从住院到去世，前后大约多久？

闵：8个月左右。护理期间，我发现，她的眼球是义眼[②]。到了后期肿瘤复发，病变侧的眼部肿得非常厉害，是凸出来的。小女孩爱美，后期都戴帽子、眼罩，把帽檐压得非常低……小

---

① 视网膜母细胞瘤：是小儿最常见的眼内肿瘤，是起源于胚胎视网膜细胞的恶性肿瘤，具有家族性和遗传性倾向。多见于婴幼儿，2/3在3岁以下，5岁以上者少于5%，不仅危害患儿视力，更威胁患儿生命。

② 义眼：人工佩戴的假眼。佩戴义眼并不能够使患者的视力得到恢复，而是一种面部缺陷的补救措施。由一些事故、恶疾造成的眼部残疾或缺失，可安装义眼改善外观。

小的生命，竟承受了那么多折磨……

张：从某种意义上讲，死亡，可能也算是一种解脱。

## 二、像陀螺一样高速运转

张：从护理人员的角度，如何面对癌症？

闵：朋友、同学，其他科室医生、护士，同事家属，还有我们自己的亲人……都有在我们科进行治疗的。忙碌的工作有时候让我们不能投入太多的感情，但癌症已不再是别人的事，已不断进入我们的生活，感触越来越多。

张：无论是医生，还是护士，都不能掺杂过多的感情到工作里面，会影响工作效率和工作进度，甚至导致自己抑郁。

闵：随着年龄和阅历的增长，对于肿瘤，了解愈多，感触愈深。但是，我们科病人太多了，从早交班①结束后，护士就开始忙碌的工作，治疗量大，占据了护士工作的大部分，所以，很难实现精细化护理。这个现状，我希望可以得到改变。

张：改变需从哪些方向着手？

闵：第一，完善设施。随着新病房大楼的搬迁，希望环境、设施会有所改善，床位有所扩充等。第二，增加人员配置。目前因为编制问题，人员不够。第三，护理能力与观念转变。希望护士更多关注护理本身的内涵，而不是单纯地做治疗。例如，对病人进行针对性的健康教育、心理护理等。

---

① 早交班：医院的早交班制度是医院每日工作的起点。通常在早上上班后住院部与科室同时进行。住院部的早交班是全院医疗工作的交接，一般由全体医院领导参加，医院各主要职能部门负责人参加。科室早交班，每日一上班在各病区进行，由科主任与护士长主持，值班医生、值班护士分别报告当晚科室医疗工作运行情况，新病人、重危病人、纠纷病人、费用巨大的病人都是必须在交班时交代的内容；科主任传达院部指示，并对科室医疗工作做出讲评、提出要求。

张：但现状是，护士有时候忙到无法与病人多说几句话，还有大量的工作等待完成。

闵：肿瘤病人心理上承受的压力非常大。大多数癌症目前尚未被攻克，随时可能恶化、转移、复发，如同一颗"定时炸弹"，对患者及家属在心理上是极大的煎熬。其实，病人希望我们多讲一点，他们能得到更多关怀。我们护士在情感上有责任、有义务把更多时间放到健康教育、医患沟通上。

宛：但是，现实有时是做不到位的。

闵：对，而且护士普遍年轻化。年轻人对于生、老、病、死经历较少，社会阅历也不够丰富，容易忽略对病人心理的关注。这也是老护士带教时需要重视的一部分内容。

### 三、肿瘤——一个未解之谜

张：从护理的角度观察，您认为肿瘤患者为什么发病？

闵：疾病谱①吗？

宛：不一定是疾病谱，据您的工作经验与总结，肿瘤与什么相关？

闵：实际上，很多癌症病人并不清楚病原所在。同一家族、相同的饮食习惯与生活环境，也有人发病、有人不发病。长期吸烟、酗酒的人，很多人也不得病。对于心理因素，我们可能无法准确评估。

宛：教材上讲癌症的病因包括环境、饮食、心理、社会压

---

① 疾病谱：由固定的谱阶组成的疾病过程。另一含义是，某一地区危害人群健康的诸多疾病中，可按其危害程度的顺序排列成疾病谱带。如某地死亡率占第一位的疾病是癌症，第二位是心血管病，第三位是恶性传染病……不同地区，疾病的谱带组合情况不尽相同。疾病的这种排列如同光谱谱带一样，能反映某地危害人群疾病的组合情况，可指导有关部门针对性地部署防治。

力等，至今，也没有足够的研究数据支持这些因素与发病一定相关，只是"可能"！

闵：物质生活越来越好，精神压力越来越大，癌症病人越来越多，而且年轻化。

宛：正如《史记》所言："天下熙熙，皆为利来；天下攘攘，皆为利往。"人们在改善生活条件、追逐利益的过程中，往往精神压力巨大，这也可能是一个影响因素。

闵：我的观点偏向为：肿瘤与家族遗传、生活形态存在关联。临床上，一位父亲罹患肿瘤，2年后，其孩子也发病。另一位患者，父母皆患肿瘤，是胃癌与肠癌，可能是患者生活习惯、饮食结构与生活起居受家庭生活习惯的影响。

宛：凡疾皆可怖，为什么唯独对待肿瘤，大家"谈癌色变"呢？

闵：到目前为止，我们对肿瘤尚且认识太少。

宛：高血压、糖尿病、肾病综合征等，也无法完全治愈，但是，这些病是慢性病，只要规范治疗，不至于很快死亡。

闵：肿瘤发病率太高，生存期相对短，生活质量较差，而且肿瘤治疗与其他治疗天差地别：对于慢性病，哪怕终身服药，只要病情得到控制，不会立即危及生命。但是对于癌症，需要手术、化疗、放疗、靶向治疗、免疫治疗，病人的生存期存在不可控性。

宛：可以说，一旦得癌，等于把半条命交给了上天。

闵：每位患者对化疗的敏感度不同。比如胃癌患者，相同的病理，相同的化疗方案，但是治疗效果可能截然不同。

张：肿瘤，无法像其他慢性病一样可控制，不可预测。

闵：肿瘤的不可预知性太大。临床上许多患者，化疗6~8

个疗程，3个月后复查正常，1年再次复查，发现竟复发了。

张：肿瘤病人的治疗尤为辛苦，化疗后的不良反应，如消化道反应、骨髓抑制①，还有疲劳感，往往让病人无法忍受，甚至暂停治疗。

闫：相关统计表明，令肿瘤病人最为痛苦的就是：疲劳感。疲劳感重于其他副反应。化疗后，食欲减退，疲乏无力，消瘦倦怠……整个状态非常差。

张：谁也无法保证，使用某个药后，就能存活三五年。

闫：病患常常面临着抉择，是否手术、是否化疗、是否放疗……抉择的过程何尝不是承受着相当大的压力。

张：医生制定方案，护士执行。假设，医生制定一个化疗方案后，但是患者状态越来越差，您从护理的角度，如何处理？

闫：对患者进行健康教育。耐心解答患者的迷惑，比如用药后会出现哪些不良反应、如何加强营养等。

宛：患者往往有许多忌讳。

闫：吃，也需要专业指导。既能加强营养，还要味道可口，没有刺激性。

## 四、肿瘤护理必须中西医结合

张：如何看待中西医结合治疗肿瘤？

闫：两者是相辅相成的。

---

① 骨髓抑制：是指骨髓中的血细胞前体的活性下降。血流中红细胞和白细胞都源于骨髓中的干细胞。血流里的血细胞寿命短，常常需要不断补充。为了达到及时补充的目的，作为血细胞前体的干细胞必须快速分裂。化学治疗和放射治疗，以及许多其他抗肿瘤治疗方法，都是针对快速分裂的细胞，因而常常导致正常骨髓细胞受抑。

张：需要？

闵：很多病人，西医治疗后期往往效果不佳，可以尝试用中医来辨证调理，效果有时还不错，比如食欲的改善、多汗的调节、腹胀的缓解等。

张：贵科医生如何看待中西医结合治疗肿瘤？

闵：有的医生会考虑用中西医结合的方法治疗肿瘤：化疗＋中医，让机体恢复阴阳平衡，以达最佳治疗效果。患者往往出现食欲低下、严重口腔溃疡等各种不良反应，特别是化疗副反应，我们科医生有时会请中医会诊。配合食疗，例如：血小板低下，建议多食花生皮、肉汤等。食物相对温和，有时候食疗优于药疗。

张：给病人做相关知识培训，也属于你们护理工作？

闵：对，我们经常给病人做营养指导，要清淡饮食，少量多餐，不食油腻。道理老生常谈，但落到实处，什么是清淡饮食，少量多餐每餐具体吃多少都要给患者解释清楚。

张：在国外，护士也做健康教育，普遍具有指导效果。

闵：在国外，治疗由医生做，护士侧重于生活护理和健康教育。但国内，治疗量大，很多治疗工作由护士做，占用护士工作的大量时间。

张：中国的治疗量太大了，护士80%的时间都在做治疗。

闵：我们必须要改善现况，调整方案，推广健康教育，做到规范化、系统化，增加人员配置，提升医疗护理品质。

## 五、选择你所相信的，相信你所选择的

宛：从护理的角度，您对病人或者家属有何建议？

闵：首先，是治疗方案的选择。手术还是化疗？还是二者

结合？抑或选择中医？

宛：患者往往犹豫不决，他们倾向于寻求各种专家、医生的建议。

闵：我们科室同仁的母亲，肺癌Ⅳ期。肺癌首选是手术，但是Ⅳ期已无法手术治疗，她就面临这样的选择：靶向治疗还是化疗。最终她选择了靶向治疗。

我的建议是：①任何治疗方案都有利有弊，但是，选择了就要坚持。做完后，再根据实际情况进行评估，决定是否接受其他治疗。②循序渐进，适当休息。

宛：治疗方案的选择对于没有任何医学背景的人来说，难免陷入纠结。

闵：实际上，有医学背景的病人反而更纠结。因为他寻求信息的渠道太多了。对于没医学背景的人，往往依从性[①]更好。

张：想法比较简单，反而治疗效果和过程比较顺利；想太多，太纠结，治疗效果反而不是很理想。从某种程度上来说这是一种浅规律。

宛：这从本质上来说，还是医患双方的信任问题。

闵：选择本身，无疑是种精神压力和心理折磨，这基于疾病的不可预见性和治疗的不可预见性。在国外，分级诊疗制度[②]落实得更好。

张：必须严格按照步骤执行？

---

① 依从性：依从性也称顺从性、顺应性，指病人按医生规定进行治疗、与医嘱一致的行为；反之则称为非依从性。依从性可分为完全依从、部分依从（超过或不足剂量用药、增加或减少用药次数等）和完全不依从三类，在实际治疗中这三类依从性各占1/3。病人对于具体用药的依从性，即为该具体药物的依从性。患者能完全按医嘱要求执行者称为依从性好。

② 分级诊疗制度：即按照疾病的轻、重、缓、急及治疗的难易程度进行分级的制度。不同级别的医疗机构承担不同疾病的治疗，可实现基层首诊和双向转诊。

闵：在美国，一个有医疗保险的美国人大体的看病流程是，先跟家庭医生预约，家庭医生可以看各种基本常见病，如果看不了则转诊给医院的专科医生。如果没有家庭医生转诊，保险公司将不给病人报销医药费。

宛：目前国内的分级诊疗制度还不完善。一般人一生病直接往大医院跑，导致了医疗资源的浪费。

闵：选择你所相信的，相信你所选择的。心态放平和。

张："疑人不用，用人不疑"，疾病的治疗交给专业人士即可。

## 六、护理环境真的在进步

闵：对于患者，我们的护理还是做得不够。

宛：您已是竭尽全力做好护理工作了。改善整个护理行业，绝非一日之功，也不能仅凭一己之力。

闵：现在的医疗环境较之以往有很大区别。医学发展日新月异，尤其是医疗信息化。通过电子信息化来进行管理，实现了民众就医的规范化、简易化。

宛：但我们的动手能力、独立思考能力也逐步弱化……

闵：以前，记录患者体温时，需要护理人员测量体温、记录数值、手动绘制体温变化曲线并进行前后比对，掌握体温变化；现在，自从实现电子信息化管理，录入体温数值，电子信息系统可自动生成体温变化曲线图，只要一升温，立即跳出升温符号。当体温达到阈值，系统都会跳出提示信息，要求医生、护士做出相应的处置。

宛：病人可获得更安全的体温监控及护理监控。

闵：实现电子信息化管理，减少了工作上的误差。健康教育、医疗资讯可以通过信息平台推送，患者能自主学习，实现了就医的信息化。总体上，让护理更高效、更安全。

## 七、对患者及家属的建议

### （一）饮 食

闵：在癌症患者的护理上，尤其在饮食方面，建议口味清淡，选择对胃肠道刺激较小的食物；食物类型应多样化。

宛：闽南地区有一种说法："鸡、鸭、鱼是发物，能加速肿瘤长大。"

闵：不必过于忌讳，患者吃得下是最关键的。

张：吃得下，睡得好，不失为一种幸福。

### （二）休 息

闵：患者做完治疗后，一定要好好地休息！

张：休息？不能工作吗？

闵：这没有一个固定模式，要依个人情况而定，选择不同形式的休息。有一位病人，患有左侧乳腺恶性肿瘤，她的职业是教师，在治疗过程中，由于左侧乳腺恶性肿瘤做了手术，并做了左侧腋下淋巴结清扫，PICC 导管无法从左侧打，必须从右侧打，她非常担心化疗植入 PICC 导管会影响右手以后的活动能力，进而影响她的教学事业。总之，患者非常焦虑。有些病患在治疗间歇期适当参加一些工作，通过工作，会使人忘却疾病，保持相对良好的状态。

宛：如果患者身体能够适应，通过上班，不但可以充实自己，还可以减少疾病的影响，也是一件好事，但切记保证足够的休息。

### （三）自我护理

张：化疗后，患者需要进行自我护理吗？

闵：化疗不良反应有很多，不同的药物有不同的副作用，但随着医学的发展，许多不良反应都得到了很好的控制。建议患者在化疗期间多喝水，这样可以加速排泄代谢产物，减少不良反应。

张：那怎么对待脱发呢？

闵：脱发是化疗的副作用之一，很多患者都会出现这种情况。不同的化疗药副作用也不同。随着药物时代的进步，病人脱发率正逐渐减少。有些进口的化疗药所致脱发的概率比较低，但费用相对较高。对于脱发，我建议患者可以戴假发或戴头巾。关于脱发的护理，建议患者避免对头部的刺激。化疗期间，要佩戴冰帽，这样可抑制毛囊扩张，减少脱发概率。不要频繁梳头，以减少对毛囊的刺激。患者也不用过度担心，化疗结束后，头发还会长出来的。

张：化疗引起的肝、肾损伤如何处理呢？

闵：治疗中严格监测肝肾功能的生化指标。治疗方案中，医生都开出了相对应的药物对肝、肾进行保护、调节。

张：随着生物医学发展，药物引起的毒副反应，得到了很好的控制。

#### （四）临终护理

宛：癌症患者临终前有哪些表现？

闵：临终前，患者可能出现不同的表现：有的患者出现腹胀，胀得厉害，无法通过手术缓解症状，如腹膜癌转移压迫胃肠道。有一位肺癌患者，全肺都被癌细胞占据，变成了"白肺"。气体无法在肺部进行交换，患者不停喘息，有濒死感。有些患者，因为肿瘤生长"抢食"，无法摄取获得足够营养，变得瘦骨嶙峋，特别是胃癌患者。

张：有没有带瘤生存、自然死亡的患者？

闵：也有，年纪较大的患者居多。

张：这样的患者感觉痛苦吗？

闵：这类患者往往处于深度昏迷，无法感知，亦无法表达痛苦。

张：有些患者因为肿瘤压迫引起疼痛，需要依赖吗啡镇静止痛，而且药物不断加量，最终在疼痛中离世。

宛：很多病人，选择放弃治疗，这样至少减轻痛苦。您怎么看？

闵：很多病人临终前，我们仅有营养支持及对症处理。很多肿瘤晚期患者往往放弃治疗，选择回家，但家里护理条件有限，很多突发情况无法处理，例如喘息、疼痛、出血、腹胀等。

张：对于晚期癌症患者，让患者尽量无痛苦地走，也是医护人员的一个目标。

闵：肿瘤后期，病人是很痛苦的。闽南一带有个习俗：希望去世之前是在家里。我们也尊重病人的风俗习惯。

**（五）肿瘤预防**

张：您如何看待肿瘤的预防呢？

闵：心态尤为重要。运动和自律的生活也很关键。运动能使人放松、给人舒压。信仰让我们参悟生与死，看淡苦与乐，找到心灵上的慰藉。

张：人们要豁达、淡定，调整好心态。

闵：人要有信仰。无论是宗教还是其他，去了解、去相信，把自己的负面情绪借由不同渠道，适当地抒发出来。

**结语**：护士长对医疗环境的看法相当客观，多次表达出对护理条件改善的期许，无论从硬件设施，还是人员配置方面，都需要改善。她从医护结合角度谈了对肿瘤的认识，对肿瘤和患者的建议涵盖了护理工作的方方面面、事无巨细。从她身上，可以看出，护理工作是一门科学性、技术性、服务性很强的专业。一个优秀的护理人员，必须用从整体上来考虑问题，除了自身要掌握基础护理知识外，还要学习、掌握心理学、伦理学、社会教育学等知识，要注重病人的身心健康，对患者进行系统的、全面的护理。

　　"人们崇敬那些在生死场上真枪搏斗，叱咤风云，惊心动魄的英雄，同样敬仰平日生活里，兢兢业业，默默无闻的模范。"很多人把护士称作"白衣天使"，但是"护士"这两个字代表着一个职业，也代表着在护理岗位上兢兢业业的普通人。他们应得到尊重。他们也会疲惫，会因患者的疼痛甚至死亡而难过、心疼，会因病人的康复而开心，也会因无端的偏见而委屈。所以，对于这些患者住院期间接触最多的护士们，不妨多一些理解，相互尊重！

# 第三章　王彦晖教授治疗肿瘤经验理论探讨

## 导　读

"经师易遇，人师难遇。"王彦晖教授不仅传道授业，教授有法；更谨身修行，足以范俗。他十年如一日地潜心讲学，救疾续命，将医者"济一方之人命"的使命感和"授其人以其真"的责任感，毫无保留地传授给了学生。

"仰之弥高，钻之弥坚，瞻之在前，忽焉在后。"吾辈有幸，能踩在巨人的肩膀上求索。我们将从求学履历、教学思想、科研风格等方面，挖掘这样一位"人师"的学术思想和人格力量。然后，深入剖析其对肿瘤病因病机的独到见解，探讨其理—法—方—药思路以及治疗验案，期对同道有所启发。最后，结合王老师多年临床心得，详细介绍肿瘤病人生活注意事项，望病人知其然，并能知其所以然。

# 第一节　黉门圣手南强名医

## 导　读

"生不能为相济世，亦当为医救人。"悬壶济世，兼济天下，怀揣家国情怀的王彦晖老师，担起了中医传承的重任。

他是医师，妙手回春；他是教授，传道授业解惑，毫无保留；他是学者，在中国古代哲学中泛舟，在现代医学最前沿驰骋……然而，能为人道的仅是秋之一叶。让我们从老友口中，立体地"重新认识"王老师。

## 一、博采众方，醉心教学

王彦晖自幼在喜爱中华传统文化的家庭环境中长大，1983年毕业于福建中医学院中医学专业，随即进入厦门大学工作。在盛国荣、俞慎初、钱伯文等中医大家的指导下，在厦门大学浓厚学术氛围的熏陶下，王彦晖学习到大医医术精髓和亟待开发的丰厚内涵，感悟到中医文化之灿烂和落在自己肩上之历史责任。

**盛国荣**（1913—2003），男，福建南安人，八代中医学家。福建中医学院（现福建中医药大学）终身教授，厦门大学海外教育学院名

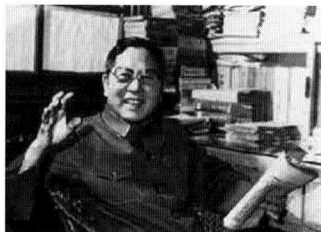

誉院长兼职教授，苏颂学术研究会会长，福建中医学院盛国荣中医药研究所所长，中国传统医学国际交流业书画主编辑委员会学术顾问，台湾同庆医院名誉院长，马来西亚马中厦大中医学院名誉院长，香港诊疗医院名誉院长，菲律宾养生学院名誉院长，第五届及第六届全国政协委员，全国首批老中医药专家学术经验继承工作指导老师，中国百年百名中医临床家之一。出版《温病条辨简释》《盛国荣医学论文集》(第1集、第2集)《内经要略》《主任医师》《饮茶与健康》《饮茶养生》等。

**俞慎初**（1915—2002），男，福建福清人。福建中医学院教授，当代中医学家，中医医史学家，教育家，国家级中医药专家，全国首批老中医药专家继承工作指导老师。中国中医研究院（现中国中医科学院）专题研究咨询专家，中国中医药研究促进会理事，福建省炎黄文化研究会理事，福建省中医药学会常务理事，《福建中医药》编委会副主委，台北中医药研究会顾问，英国剑桥国际传记中心协会及美国国际传记学院协会顾问。

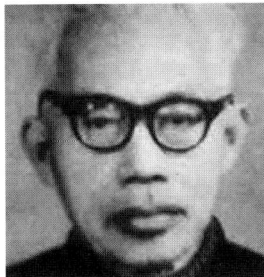

**钱伯文**（1917—　），男，江苏无锡人，上海中医药大学终身教授，博士生导师，全国名老中医，上海中医药大学专家委员会副主任委员，上海中医药研究院专家委员会副主任委员，上海康复食疗协会名誉会长，中国中医药学会外科学会肿瘤专业

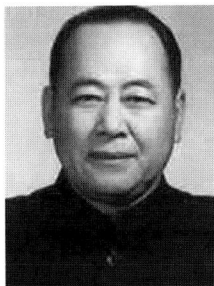

委员会顾问，中医肿瘤专家。有四十余年的临床实践，对于肿瘤的治疗，主张从调整整体着手，充分发挥正气的抗癌作用。著有《研究祖国医学，探索治癌规律》《肿瘤的辨证施治》《扶正祛邪相结合治疗癌症》《钱伯文医案》《抗癌人生》等。

善于学习的王彦晖教授，不仅虚心向名家求教，也从民间偏方中汲取营养。一次他与病人聊天，病人说自己连服夜交藤①数月，前后重达几十斤，终于治好失眠症。王彦晖教授敏锐地捕捉到这个讯息，并加以改进，针对个体，由此味药与其他中药配伍，辨证医治失眠证，取得了良好的效果。厦门大学文科资深教授余绪缨老先生有一次连续5天不成眠，服西药无效，改服王彦晖两帖中药即药到病除。

**余绪缨**（1922—2007），男，江西靖安人，我国著名经济学家、会计学家、中国现代管理会计学科奠基人，厦门大学文科资深教授，会计学科学术带头人、博士生导师，中国会计学会顾问，国际权威刊物《会计国际学刊》编辑政策部成员，原民盟中央委员，民盟福建省常委，民盟厦门市主委，厦门市政协副主席。

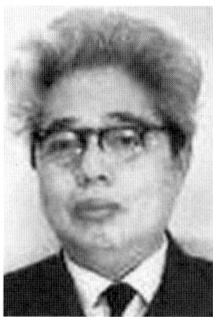

"坚持一个中心，两个基本点"，是王彦晖教授提出的中医治学原则。一个中心，即以疗效为中心；两个基本点，一是坚持中医方向，一是坚持改革开放。一切回归到"实践是检验真理的标准"这个原点，中医与西医对话的最好语言是疗效。不

---

① 夜交藤：又名首乌藤。功效：养心安神、祛风通络、祛风止痒、抗氧化等。

坚持中医的方向和特色，就失去了中医学存在的意义；不坚持改革开放，不吸收古今中外的一切有利于中医学发展的知识，就不能够发展出经得起历史考验的中医学。

王彦晖教授讲课语言干净洗练，充满哲理，切中要害，痛快淋漓。他的临床带教也最受国内外中医学子们追捧，身边总是围满了抄方学习的学生。"真传一句话，假传万卷书"，学生们都说，王彦晖教授是他们所见过的对中医悟得最深的人，也是能舍得给予学生真传的老师。他所教授的学生，一走上工作岗位便能独当一面，很多已成为一方名医。

王彦晖教授不但教育自己的学生，还用中医理论感染身边的西医同事和朋友。虽然供职于西医为主的医学院，但行医35年来，王彦晖教授却绝少开具西药；虽然西医专家云集四周，但他照样以纯中医的疗效让西医专家们折服不已。这些同仁们生病时，会首先想到先开几剂中药吃吃。一位90多岁高龄的中科院院士，一向偏信西医，是王彦晖以惊人的疗效和博大精深的中医理论，让这位老院士从此信服中医，热爱中医，两人因此而成为莫逆之交。不久前，王彦晖收到院士的致谢信，信云："得王医师细心调理，前后近三年，身体基本已康复，幸甚！感甚！"信中还建议中医队伍和化学队伍相互融合，加速中医药现代化的科研工作，使中医这一中华瑰宝更加灿烂辉煌。

## 二、关怀生命，攻克难关

盛国荣教授"看得准、下得狠"的行医真言，是王彦晖教授行医的座右铭。

有一位病情不轻的患者，王彦晖教授首诊开了黄芪100g，服后收效甚微。次诊他把黄芪增至200g，可还是功效不大。最后他把黄芪增至500g，党参100g，取得奇效。这样前无古人的医案，真是令人叹为观止。有人不禁问王彦晖教授为什么敢冒如此风险呢？他说，一是我认定对病证看得准，有把握；二是患者病重，非重药则难撼病魔。为了患者的安全，用药的剂量也是逐渐增加的，做到既敢于超越常规，又慎之又慎。

乳腺癌患者刘某，四年前癌扩散到全身，后经长期服用王彦晖开出的中药，现已基本痊愈。

肺癌患者董某，2000年患肺癌，右上肺切除。术后，董某始终坚持中医治疗，未接受放化疗，服用王彦晖教授开出的中药千余剂，如今已86岁，身体仍旧健朗。

王彦晖教授诊治过数不清的癌症患者，他对癌症的防治以及化疗引发的毒副反应的中医诊治取得了相当好的效果，他也在中医治疗癌症方面总结出自己的深刻体会。第一，从怀疑是否患癌症到西医确诊的这个过程，往往需要一段时间，患者务必抓住这转瞬即逝的时段，采用中医辨证施治必有效果，或防患于未然，或抑制癌症的发展。第二，癌症的术后化疗期间和后期，采用中医疗法大大改善身体的内环境就可以降低癌症的复发率。第三，癌症晚期患者，依靠中医疗法可以提高生活质量，延长生命，甚至有的患者可最终治愈。

湿，为重浊黏腻之邪；湿病，泛指因湿而引起的病证。王彦晖教授从历代医书名著中发现，世人对"湿病"的阐述与研究甚少，而中国南方是湿病多发地——这个发现，成为他攻克难关的基石。湿病的表征可以从舌象的形态先露出来，因此，"湿病"与"舌象"成为王彦晖教授多年中医科研的重要对象。

王彦晖教授在诊病中即给患者舌头拍照，治疗到一定阶段再拍一张，痊愈了又拍一张。舌象的变化即显示了患者由病到治愈的历程。10年来，他拍下一万多张的舌象图片；在他的舌象库里，男女老少，多种病证，各种肤色人种的舌象都有。王彦晖和他的团队从这些形态各异的舌象中发现了许多规律，并从中进行了科学分析与研究。

当王彦晖教授36岁时，他的第一部专著《中医湿病学》由人民卫生出版社出版。盛国荣教授赞誉他的门生"对湿病心悟颇深，执着研究，以大深厚的中医理论功底，集中医几千年关于湿病理、法、方、药之精华……" 6 年之后，王彦晖教授的《湿病真传》问世，盛老在生命弥留之际，又为该书作序，赞美这部书"堪称当代中医湿病研究之最高水平"。近年来，王彦晖教授与别人合著的《实用临床舌诊图谱》《舌诊体质养生挂图》《观舌识健康》《观舌养生》相继问世，这些书不仅告诉读者如何通过舌象观察了解身体的虚、热、实和脏腑气血的盈亏，而且还教会读者进行自我养生保健。如今，王彦晖又马不停蹄带领着他的团队开始了新一轮的探索与研究。

## 三、顶天立地，弘扬国粹

已故新加坡医史学家李金龙[①]先生曾说"没有厦门大学中医系，就不可想象东南亚的中医！"半个世纪以来，厦门大学已为海外培养了数以万计的中医药人才。在王

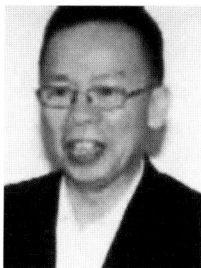

---

① 李金龙（1926—2008）：男，医生，教授，作家。1961 年毕业于中国厦门大学海外教育学院，1974 年毕业于新加坡中医学院，长期活跃于中医界的教学与临床活动中。新加坡著名中医药学家，新加坡中医学院原院长，新加坡中华医院原院长，新加坡中华医学会发起人之一，也是该会的顾问及专家咨询委员。

彦晖教授看来，综合性大学与中医学科的发展相辅相成。中医需要综合性大学作为平台，这样中医能够充分吸收人文、西医、生命科学等学科的营养；同时，中医也丰富和完善了综合性大学的学科体系，独特的思维方式和诊察角度使中医成为大学里的"另类标本"。

在深入学习实践科学发展观活动中，学校坚持"主流特色"办学理念，实施"顶天立地"发展战略。王彦晖教授也始终认为，高深的理论不应该束之高阁，而应该走出象牙塔，融入海峡西岸经济区①的脉动中，不断开创服务社会的新境界。

王彦晖教授把自己对中医的感悟，传授给更多的人们。他创建了"中医舌诊网http ://www.tongue.com.cn"，组建了世界中医药学会联合会舌象研究分会②，让无数舌象研究爱好者找到了"组织"，他应邀来到厦门卫视《两岸开讲》节目③，用中医智说俗语，用俗语妙解养生；他在"厦门网"上开设网上中医健康课程，耐心指导网友保健养生。王彦晖教授说，中医讲究预

---

① 海峡西岸经济区：简称海西经济区或海西，是指台湾海峡西岸，以福建为主体包括周边地区，南北与珠三角、长三角两个经济区衔接，东与台湾岛，西与江西、浙江的广大内陆腹地贯通，具有对台工作、统一祖国，并进一步带动全国经济走向世界的特点和独特优势的地域经济综合体。海峡西岸经济区是中国福建省政府于2004年提出的战略构想。2009年5月4日，国务院常务会议讨论并原则通过《关于支持福建省加快建设海峡西岸经济区的若干意见》，经过进一步修改后，由中华人民共和国国务院发布。

② 世界中医药学会联合会舌象研究分会：2016年10月29日，世界中医药学会联合会舌象研究专业委员会暨福建省中医药学会舌象研究分会成立大会在厦门大学召开。

③ 《两岸开讲》节目：王彦晖教授在厦门卫视《两岸开讲》中主讲《不为良相则为良医一二》，受到观众广泛关注。

防与养生，"上工治未病①"，做医生要做"大医②"，要让大家知道如何去养生保健，避免生病。他还抽出尽可能多的时间，去参加各种讲座、义诊，去宣传中医。他让很多病人成为中医的铁杆"粉丝"，感化了很多对中医持有偏激观点的人。

"结合自己的特长和能力，为祖国的中医药发展多做点事情"，朴实的话语透露出王彦晖教授对中医的热爱和奉献。王彦晖始终认为中医是中国文化中最优秀的组成部分，难能可贵的是，中医发展处于低潮和迷茫之时，王彦晖教授坚守着"博学之，审问之，慎思之，明辨之，笃行之"的治学原则，深耕于厦门大学这片"百家争鸣"的学术乐土，捍卫着已有两千多年悠久历史的中医文化的光荣和尊严。在中西医的交汇中，在各种学科的竞争中，王彦晖教授坚信中医药将为国民保健发挥更大的作用，中医药愈发成为中华传统文化中的"宝贝"，中医学科在继承创新的道路上将大有发展。

**结语：**从孙孝忠、李鹏程两位叙及的种种旧事中，我窥到了老师对门生的爱护、学者间的友谊、医患间的信任等。任意一个学科的传承无不需要老师对学生的细心呵护。盛国荣、俞慎初、钱伯文等大家的指导与关切，巩固了王老师的学术基石，影响了王老师的医学人格。同样，王老师对自己的学术亦如此要求，因材施教，言传身教。中医学就在这样一代接一代地在不懈努力中继承与发扬……

---

① 上工治未病：《素问·四气调神大论》曰："是故圣人不治已病治未病，不治已乱治未乱，此之谓也。"《灵枢·逆顺》也说："上工刺其未生者也；其次，刺其未盛者也……上工治未病，不治已病，此之谓也。"强调了"未病先防""已病防变"的治疗策略。

② 大医：出于"大医精诚"，源于唐·孙思邈《备急千金要方》第一卷，乃是中医学典籍中论述医德的一篇极重要的文献，论述了何为医德：第一是精，即精湛的医术；第二是诚，高尚的品德修养。

　　中医现代化是中医发展的瓶颈，其根本原因就是并未找到真正适合中医现代化的切入点。而从王老师身上，我们似乎看到了中医现代化的可能与未来。在治疗上，强调中西医结合，对于西医的检查、监测、化疗、放疗、靶向治疗等，作为中医的王老师研究颇深，以西医配合中医，可提高疗效，缓解痛苦，让肿瘤患者生存得更加"有尊严"。在科研上，从中医自身的实践和理论出发，为丰富和完善中医，做中医的科学研究。在中医推广上，让高深的理论走出象牙塔，融入地区经济发展，走进电视节目，走进新媒体……

# 第二节　肿瘤病因病机浅析

**导　读**

随着社会的发展，人们的生活方式也在发生改变。同时，人们对生活的要求不再只是停留于物质层面，更多的是追求生命质量，使之达到一个至善的境界。

近年来，医家们发现肿瘤患者不再局限于某个特殊的年龄段，而是逐渐年轻化，肿瘤的发生率也越来越高，社会对癌症的关注度也越来越高。据调查显示，2015年中国有429.2万例新发肿瘤病例和281.4万死亡病例，也就是说每天有12000人新患癌症，7500人死于癌症。

那么究竟癌症是什么？人为什么会患癌？治病求本，追本溯源，下面，我们对肿瘤的病因病机加以分析，从而阐述肿瘤的诊断及预防。

## 一、癌症是什么

### （一）西医认识

癌是机体在各种致癌因素作用下，局部组织异常增生而形成的新生物。癌具有无限增殖、侵袭与转移的特征。

癌是恶性肿瘤，肿瘤在本质上是一种基因病。其发生机制是各种环境的和遗传的致癌因素相互作用引起细胞DNA损坏，从而激活原癌基因、灭活肿瘤抑制基因，同时导致凋亡调节基因和DNA修复基因的异常改变，而引起基因表达异常，使靶细胞转化为癌细胞。癌细胞就是异常增生的细胞。癌细胞经克隆性增生，经过一个漫长的多阶段的演进过程，形成恶性肿瘤即癌。

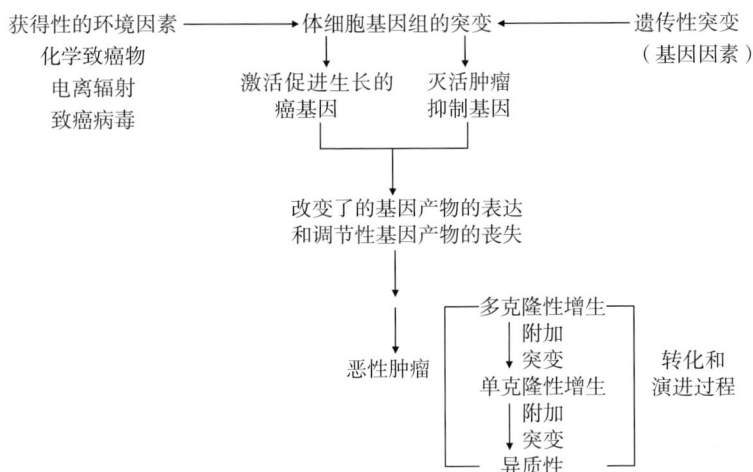

获得性的环境因素 ——————→ 体细胞基因组的突变 ←—————— 遗传性突变
　化学致癌物　　　　　　　　　　　　　　　　　　　　　　（基因因素）
　电离辐射　　　　　激活促进生长的　　灭活肿瘤
　致癌病毒　　　　　　癌基因　　　　　抑制基因

改变了的基因产物的表达
和调节性基因产物的丧失

恶性肿瘤　　　多克隆性增生
　　　　　　　　附加
　　　　　　　　突变　　　　转化和
　　　　　　　单克隆性增生　演进过程
　　　　　　　　附加
　　　　　　　　突变
　　　　　　　　异质性

### （二）中医认识

癌肿在中医学中属于"癥瘕""积聚""噎膈"等病证范畴。中医认为，肿瘤乃气血津液滞留形成的病理产物，包括气滞、痰湿、瘀血，这三者相互胶着凝滞而形成癌肿，造成机体内在的"土壤"恶化。

## 二、癌症发病原因

### （一）肿瘤病因之西医学认识

目前医学界普遍认为，肿瘤的发生是各种因素作用下癌基因激活和（或）抑癌基因失活的最终结果。其中，外来的致病因素包括一些辐射污染等理化因素、病毒等生物因素，内在致病因素包括内分泌、免疫系统的失调。

### （二）肿瘤病因之中医学认识

病理产物形成的原因就是癌症的病因，主要包括：精神压力、饮食失调、房劳失当、脏腑虚损、禀赋不足。这些因素共同作用使得癌症发生。

癌症的发病机制是：精神压力和（或）睡眠不足导致气机不畅是两个极为重要的因素，一方面气滞直接导致血瘀，另一方面气滞或与饮食失调共同导致水湿内停、痰饮内生；以上诸因素共同作用使气滞、血瘀、痰湿等病理产物蕴结于体内，引起内环境失调，诱发细胞癌变，促进癌细胞的生长。

### （三）中西医结合认识癌症——肿瘤的"种子—土壤"学说

在对疾病病因的认识方面，中西医存在着不同的认识：西医偏向从局部物质、微观具体的角度分析；中医则强调从整体关系、宏观功能的角度来观察探讨病因。

王彦晖教授通过30余年的临床观察与实践，主张中西医结合，创造性地提出了肿瘤的"种子—土壤"学说。这个学说是用一个恰到好处的比喻，来帮助大家理解肿瘤的发病原因以及中医在肿瘤治疗中所起的作用。土壤代表身体内环境，种子代表基因，当身体形成气滞、痰湿、瘀血体质的土壤后，再加上携带癌基因，在某一时刻就长出了毒草（恶性肿瘤）。如果没有携带癌基因，或土壤恶劣尚未达到一定程度，不良的土壤环境仍有可能滋生出其他结果，比如良性的肿瘤、其他代谢性疾病等。

## 三、癌症"种子—土壤"学说新论

结合对癌症发生发展过程的中、西医认识，癌症发生具有三个要素：基因、环境和癌，即可分别形象地认识为种子、土壤和癌肿，我们称之为癌症的"种子—土壤"学说。种子就是人体的基因，土壤就是人体的内环境和生活的外环境，癌肿其实就是从中长出的毒草。

**（一）种 子**

1. 种 子

种子指的是癌症的致病基因，或者是正常的基因产生突变而成的致病基因。许多慢性疾病，如原发性高血压、1型糖尿病等，都存在致病基因（遗传背景），癌症同样具有遗传背景。

2. 检测手段

（1）主要是基因检测，但是主要是针对性的基因检测较有意义；对于一般性的癌症筛查应用有限，较难反映出对于某些癌症的易感性。

（2）父系母系的癌症家族史，对于癌症预防的意义不亚于基因检测。具有癌症家族史的人群，对于癌症的易感性高于没有家族史的人群。

**（二）土 壤**

1. 土 壤

土壤指的是疾病发生发展的身体内环境，即人体皮肤之内、细胞所处的身体环境。失衡的内环境使致病基因得以表达，这在癌症发病过程中起着关键作用。现代研究发现，肿瘤细胞周围存在其赖以生存的"土壤"，即肿瘤细胞生存的外环境（身体的内环境）。此环境可以诱导正常细胞恶化，还可通过各种途径使肿瘤增殖、转移、迁移和诱导病理血管生成。

2. 肿瘤体质

易患癌体质一般为痰湿、瘀血体质，这种体质是适合肿瘤细胞生长的土壤，如果再存在癌基因，那么得癌症的概率相当大。

#### （三）癌　肿

癌肿即癌细胞异常增生而形成的肿物，是"种子"在失衡的内环境中发展成的异物，可以形象地认为是"毒草"。

因此，身体内环境就好比土壤，一块正常的土壤（体质）适合正常作物（细胞）的生存，就不适合"毒草"（癌细胞）生存，反之亦然。种子（致病基因）要能生根发芽，势必需要相应的土壤。

### 四、如何诊断癌症

目前临床诊断癌症主要通过西医诊断，中医仍然以状态辨证诊断为主。

#### （一）西医诊断

西医主要通过影像诊断、肿瘤的病理学诊断、肿瘤标志物分子诊断等来确定肿瘤的部位、病理类型和分期。目前，临床主要通过形态学方法来确诊肿瘤，包括影像学诊断和病理学诊断。人类科技文明在近几十年内突飞猛进，影像学检查设备因此有了极大的发展和进步，经过超声、计算机断层扫描（computed tomography, CT）、核磁共振成像（magnetic resonance imaging, MRI）等影像学手段能够大致确定肿瘤的大小、形状及位置。

病理学诊断是目前肿瘤诊断的"金标准"，绝大部分病人须经过病理诊断方能确诊恶性肿瘤。

#### （二）中医诊断

1.状态识别

中医的辨证诊断主要基于对于人体的状态识别，证是对疾病发展过程中某一阶段的中医病理属性的概括，人体的某种状态其实就是一种"证"。所以，在明确西医诊断的癌症病名下，中医可以根据状态而辨证诊断。

2.四诊合参

中医的辨证诊断主要通过四诊合参——望、闻、问、切。在对于癌症患者的状态辨证中，除了问诊之外，舌诊和脉诊是最重要的。通过对舌象和脉象的诊察，有经验的中医师可以在病人尚无任何症状，西医各种检查手段结果阴性的情况下，进行辨证论治，判断身体的内环境是否适合癌细胞的发生发展。

3.舌　象

舌象包括舌质和舌苔。

肿瘤病人常见的舌质有：淡红舌、紫舌、绛舌、淡紫舌等。肿瘤患者因大多有血瘀证候，而且经常经过一个长期的病理期，舌质常见紫色，但必须在淡紫和紫、绛之间加以区分，同一类型的紫舌也需要在程度上加以区别。

肿瘤病人常见的舌苔有：薄白（黄）苔、白（黄）腻苔、白（黄）厚腻苔、干糙苔、剥苔、少苔、无苔等。有些患者有刮舌苔的习惯，诊治过程中应询问清楚，以免误诊。有些头面部肿瘤患者在经过放疗之后因口腔内腺体破坏，可在不同程度上影响舌苔，也须详细了解其治疗经过并加以辨别。

4.脉　象

脉象能反映一身气血的变化，对癌症的辨证论治至关重要。

癌症的脉象主要从虚实两方面把握。癌肿是一个有形的病理产物，瘀血和痰湿是关键病机。瘀血主要从舌质的青紫、瘀斑瘀点反映出来；痰湿可以从舌苔的厚腻表现出来，但是无形之痰不一定有舌象的反映；滑脉往往成为辨证用药的关键依据；气滞是痰湿瘀血产生的原因，弦脉是诊断气滞的关键资料。

癌症的病机为本虚标实、错综复杂。痰湿的产生与脾虚生痰关系最大，而脾虚者右侧关脉多虚；肝气郁结多发于肝肾不足的体质，肝肾不足体质者左侧关脉尺脉多虚。

5.其他"象"

病性的寒热与癌症的发生发展也紧密联系，因此舌脉象和其他"象"的诊察对癌症的辨证至关重要。

## 五、如何预防癌症

"种子—土壤"学说在癌症预防中可以具体应用。

### （一）筛查种子

通过基因检测、了解家族史可以了解患者对癌症的易感性，即看是否具有癌症易发的"种子"。

基因主要与遗传相关，家族病史提示了许多慢性病的易感性，因此，有相关疾病家族史者尤其应该加强筛查。癌基因阳性，提示着更高的易感性，但是患癌不是癌基因携带者的必然结局。

### （二）判断土壤

通过中医辨证，加上体检，可以了解身体的内环境，即查看"土壤状态"是否利于癌症的发生发展。

### （三）检测癌肿

通过西医形态学检查，了解是否已长出肿瘤及其性质。

### （四）改变土壤

以阴平阳秘为目标调理身体内环境，使人体能够达到自觉无不适、检查无异常的状态。

每个人与生俱来都携带原位基因（种子），如果预防不当，具备适合种子萌芽的内环境，则会发生癌症。而癌肿生长在人体哪些地方，也是取决于整个内环境中哪个靶器官适合癌细胞生根、发芽而变成毒草。

从致癌因素的外环境方面而言，应该尽量避免接触致癌的理化生物因素，如辐射、致癌化学物以及一些致癌病毒等。在内环境方面，应尽量保持健康的生活方式，如良好的作息规律，适当的运动锻炼，均衡的合理饮食，使人体各个系统功能保持健康稳定。

结语：癌症"种子—土壤"学说新论，形象直观，能够进一步加深对癌症的发生、发展、预防和治疗的认识，同时把西医对癌症的认识和中医对癌症的认识融合在了一起。以目前人类的科技水平，在种子（基因）层面我们尚无太多可作为的空间，因此我们的治疗集中在肿瘤这一结果以及产生肿瘤的体质土壤方面。

# 第三节　王彦晖教授肿瘤治疗思路探讨

**导　读**

王彦晖教授从医半生，治癌数十载，对于肿瘤已形成了独到的见解，其提出的癌症"种子—土壤"学说新论，用以指导临床治疗，疗效显著。此节我们将从癌症中医治疗与西医治疗的选择之契机，中医治疗癌症的基本原则、思路与方法等方面，集王老师肿瘤治疗经验之大成，望对广大同道有所启迪。

## 一、如何选择西医治疗

西医学在癌症的原因——"种子"（基因检测）诊断方面具有明显的优势，对"土壤"的诊断几乎还是盲区。西医治疗主要针对肿瘤这一结果展开。

### （一）手　术

对于可以进行手术的肿瘤患者，手术通常是首选的治疗方式，肿瘤临床分期①一般分为五期。放化疗对于其适应证往往也能有不错的疗效。

### （二）其他方法

对于形成肿瘤的土壤，目前则几乎处于无计可施的阶段，

———————————

① 肿瘤临床分期：根据大量病例研究及随访结果，按病人的生存率进行归类分期为0、Ⅰ、Ⅱ、Ⅲ、Ⅳ期。通常Ⅰ期统称为早期，Ⅳ期称为晚期、无法进行手术。

因此对于发现肿瘤标志物[①]升高但未发现肿瘤病灶的、良性肿瘤的体积未达到手术标准的、恶性肿瘤已经完成手术和放化疗的患者，通常采取不治疗、仅观察的方法。

## 二、如何选择中医治疗

### （一）未确诊——"上工治未病"

中医对肿瘤的诊断缺乏特异性，更无法做到精确定位、定性。中医对肿瘤的诊断主要是针对土壤层面，即是否具有适合肿瘤生长的体质内环境，且对肿瘤土壤的判断非常敏感，一般早在确诊之前就能发现体质土壤的问题，再结合种子情况（家族史或基因检测结果），做出肿瘤易感性的判断，继而提前进行体质土壤改造，这也是《黄帝内经》所谓"上工治未病"的一种体现。

### （二）已确诊——分秒必争

王彦晖教授常说："肿瘤是没有'早期'的，所有的肿瘤都是非常'晚'的。"只要确诊了恶性肿瘤，治疗都是需要争分夺秒的，体质土壤改造更是迫在眉睫。

临床可被发现的最小肿瘤（数毫米大）恶性转化的细胞已经增殖了大约30个周期，而一个恶性转化的细胞经过大约40个细胞周期的增殖后，就可达到大约$10 \times 10^{12}$个肿瘤细胞，从而引起广泛转移，导致宿主（即癌症患者）死亡。

因此，临床上的早期肿瘤实际上已经是处于其生命史的中

---

① 肿瘤标志物（tumor marker）：是反映肿瘤存在的化学类物质。它们或不存在于正常成人组织而仅见于胚胎组织，或在肿瘤组织中的含量大大超过在正常组织里的含量，它们的存在或量变可以提示肿瘤的性质，借以了解肿瘤的组织发生、细胞分化、细胞功能，以帮助肿瘤的诊断、分类、预后判断以及治疗指导。

后期。即使被及时发现并手术清除了，仍然有一定数量的癌细胞在体内残存，若体质土壤未得到及时纠正，极有可能发生复发、转移。

## 三、癌症的基本治疗原则

癌症的基本治疗原则是：扶正祛邪；辨病和辨证结合；权衡用药剂量与治疗速度；调整阴阳（其核心是保持机体寒热平衡）。

### （一）扶正祛邪

祛邪和扶正是一对不易调和的矛盾。明确广义的正虚和狭义的正虚的关系，判断正虚的性质和程度，必须有足够的症状和舌象脉象证据。扶正药物，尤其是不当的扶正，容易助长邪气。

扶正有几种状况：

1.正气极虚，机体无法承受祛邪药物。治疗需要扶正为主，兼以祛邪，多见于癌症后期，虚证表现明显者。或者手术后，正气虚弱者。

2.有一定的虚证表现。治疗以扶正祛邪并用，或祛邪为主、虚证扶正为辅。但是扶正必须以不助长邪气为度。

3.没有虚证表现。切不可误解"邪之所凑，其气必虚"的道理，妄用补法扶正。

用补法必以虚证表现为依据。

祛邪是癌症治疗贯彻始终的基本原则，化瘀、化痰、祛湿、理气，一言概之，消除病理产物是祛邪的核心。祛邪药物，尤其是峻猛的祛邪药物多伤正气。

正气充足是祛邪的保障，扶正是癌症治疗的基础。由于癌肿的实质是气滞、血瘀、痰湿胶结而成的综合性病理产物，因而原则上祛邪必须理气、祛瘀、化痰、祛湿并用。由于每个病人的病理产物有其重点，因而治法的选择也应该根据其病机的重点，有所侧重。

### （二）辨病和辨证的结合

中医在癌症治疗中，通常是辨病治疗和辨证治疗相结合。

1. 辨病治疗

辨病治疗的原理与西医治疗类似，目标是消灭癌肿和癌细胞，比如可应用砒霜治疗白血病。

2. 辨证治疗

应用"种子—土壤"学说的原理，改造土壤，以辨证论治为法，以阴平阳秘为目标，调理身体内环境；以扶正祛邪为治则，尽量祛除病理产物。

3. 辨病与辨证结合

精确的辨证，加上西医诊断中的明确疾病诊断，就是辨病和辨证结合治疗癌症。在治疗癌症过程中，精确的辨证论治来源于对"象"的高度正确把握，首诊定性定量，经过用药后的舌象脉象的变化反馈，了解病情的进退，修正方向，调整用量，精确用药。中医的疗效正是来源于精确定性的辨病论治和定量的辨证论治。

### （三）权衡用药剂量与治疗速度

在治疗中要想取得良好效果，必须把握好用药剂量和治疗速度之间的关系。用药太轻，药轻病重，治愈的速度赶不上癌症的发展速度，虽然治法正确，但是病人亦死。用药太重，超过了患者身体的承受能力，那么患者可能不是死于病，而是死于药。

### （四）调整阴阳

调整阴阳的核心是保持机体寒热平衡。中医不是治疗癌症，而是得癌症的人。通过对整个身体内环境的"土壤"改造，人体的内环境可能就不再适合"种子"萌芽，也就可使癌肿不扩散或转移。与此同时，"阴平阳秘"的思维要贯穿整个治疗过程。

一般来说，患者的治疗在3个月左右会自觉无明显不适症状，此时更加需要在"阴平阳秘"思维的指导下，根据西医诊断和患者舌象脉象等的信息整合共同诊断用药。

## 四、癌症的治疗思路

### （一）关注三大基本需求

三大基本需求是饮食、睡眠和二便。

#### 1. 饮　食

受"喜补恶泻"的养生习惯所误导，当代人患病往往不是因为"虚"，而是因为过分摄入热量。对中满者，无论其属标属本，都主张先治急治，原因之一即是中满者水浆难入，药食不纳，后天之源衰竭，即是胃气衰竭。除常规西医治疗外还有一个特点须强调：充分注重调整饮食，是防治消化道系统癌症的关键因素之一。

#### 2. 睡　眠

王彦晖教授通过左右两侧脉象的变化来分辨失眠的证型。左手脉象主心、肝、肾，与睡眠关系尤为密切，左脉浮取弦或者寸部弦，多是睡眠不足之象，或是失眠难于入睡，或是熬夜不睡、少睡；若是左寸部连关部亦弦，则是心肝俱病，通常属于心肝火旺，患者不仅睡眠不足，而且急躁易怒，舌象也相应地表现出不仅舌尖红而且舌边也红。

其中，对于一些白天常常无精神、晚上总是难入眠的患者，王教授抓住气机的升降问题，采取了独特的辨证施治方法，通常开具两个不同处方：晨服的方药通常是升阳提神的，傍晚服用的方药通常是潜阳安神的。经过大量的临床案例证实，效果往往立竿见影。

3. 二　便

保证大便的通畅，便质软硬适中，无异常腥臭味，颜色无异常是反映人体后天之本——脾胃功能正常的关键。王彦晖教授指出：若患者脾胃失调，则中药的吸收不佳；另外脾胃健运通畅则气血生化有源、气机升降得宜，亦有助人体正气来复。王彦晖教授多年经验认为癌症患者以通为治，要注重患者排泄功能通畅，以生白术通便，并固护脾胃；若无便秘症状，则用炒白术健脾益气燥湿。

**（二）主要抓住"气"的病机**

人之所有唯气与血，人体内所有的生理活动都是以气机活动和气化过程为基础的，在这一层面上可以说，"气"兼具物质性、功能性和信息性。因此，任何具体的生理活动都是气机运动和气化活动的一部分，都可以用气机运动和气化过程加以概括。

在疾病的发生、发展过程中，任何病机变化不论是产生于局部，还是发生于全身，都必然要引起气机运动的失调和气化活动的失常，从这一意义上讲，气机失调和气化失常是疾病的基本病机。

气机失调一般指人体之气的升、降、出、入失调。气化失常包括正气虚，邪气实。"气"的病机常见的包括气虚、气滞、气逆、气陷，因而在治疗中注重从调理"气"入手，概括起来主要包括补气（正气足）和理气（邪气少）两大方面。

1. 补　气

出现各脏腑气虚的情况进而要补肺气、补脾气、补肾气等，总而言之就是要使人体的正气能够充足。

2. 理　气

理气包括气滞、气逆、气陷、气机横犯等多种形式病机出现时的调理，其中除部分气陷由气虚所致外，气逆、气机横犯则大多是在气滞的基础上发展而来，因此气滞是常见的，也是初级的病理产物。又因为土得木则达，木郁则土不达，土不达则脾胃失其运化而易生痰涎。所以总体上主要抓住了"气"的病机，可以说就把握住了扶正与祛邪的关系。

**（三）重视痰湿、瘀血等病理产物**

王彦晖教授认为，癌症本质上是实证，痰浊和瘀血贯穿于癌症病程的全过程，在癌症的病理病机中，痰瘀是相对不变的，而气滞、寒热、肺虚、脾虚、肾虚等病理病机则是可变的。朱丹溪在其著作《丹溪心法·痰》中指出："凡人身上中下有块者，多属痰。"意即人体内部成块的异物，病因病机本质多为痰。清代高秉钧在《疡科心得集》中即指出："癌瘤者，非阴阳正气所结肿，乃五脏瘀血，浊气痰滞而成。"论述了癌瘤的形成与五脏之瘀、痰有关。若脏腑功能障碍，升降出入失常，气血失和，气滞血瘀，痰气交搏，痰瘀互结，络脉不畅，肿块内生，即成癌病。

**（四）以象、症结合辨证为主**

中医辨证思维的特点是以形象思维为主、逻辑思维为辅的意象思维。证是从系统功能角度对整体生命状态的一种认识，也就是整体生命活动状态之象。舌象、脉象等诊察之象不是症状，而是整体生命活动状态的缩影，也就是证的缩影。每个方剂有象，每味药有象。辨证论治、理法方药的思维过程是一个以象诊象、以象治象的过程。因此辨证思维应当采取以形象思维为主、逻辑思维为辅的意象思维，象症结合辨证。

各个不同的"象"具有自身的视野和盲区。比如舌诊擅长的是判断寒热、痰湿等，脉诊擅长的是诊查气的升、降、虚、实的变化。所以应当结合各"象"的长处取长补短，以象补象，以象测象。同时形象思维具有模糊性的特点，在中医的辨证施治过程中，再加上机体的症状，便能迅速辨证以施治，是由一个定性到定量的精准治疗过程。

王彦晖教授之所以大胆使用重剂，正是基于其老到的临床细微观察总结和对扶正与祛邪之间关系的精准把握，这是王彦晖教授治疗肿瘤患者思路的一大特点。在整个治疗的摸索过程中，他是根据机体当时所处的状态，来进行象、症结合的辨证施治的。根据机体所处的状态，大胆推测疾病整个发生、发展过程。还常常能够较准确地了解患者的生活习惯、性格等。比如从舌象来看，如果只是较小范围的舌尖红，大多是近期短期的睡眠不足；如果是舌尖瘀点，那有可能就是近几个月睡眠不足；如果是舌有瘀斑甚至整体舌质偏紫，那就极有可能是有很长一段时间的睡眠不足。再比如较常见的脉象，弦脉常常提示该患者的性格可能比较急或是平素多思虑。

抓住了象与症，也可以抓住疾病未来转愈情况，做到未雨绸缪。这也是王彦晖教授常常能够与疾病"抢时间"的一个优势。

### （五）把"阴平阳秘"作为指导思想

王彦晖教授诊疗肿瘤的一个核心思想是通过中医药的干预，使得机体的自我调节能力恢复，达到一个阴平阳秘的状态。

对于"阴平阳秘"的解读，王彦晖教授认为"阴平阳秘"是对健康的一种哲学表述，可以把它作为长期临床诊疗的指导思想。在肿瘤的防治中，应结合中医和西医的各种优势，缓解患者痛苦，提高生活质量，延长生存周期。

**结语：** 在长期的临床经验中，王教授把肿瘤治疗的过程形象地称之为"土壤改造"。基因相当于"种子"，人体细胞外包括内环境和外环境都可看作是"土壤"，而肿瘤就是"毒草"。这不同于以往关于肿瘤转移的"种子—土壤"学说理论，是包含肿瘤转移理论在内的癌症"种子—土壤"学说新论。

在整个肿瘤的治疗过程中，中医药治疗关注的不是肿瘤本身，而是肿瘤的"土壤"。如果"土壤"不适合"种子"萌芽生长，肿瘤就不会发生。把"种子—土壤"学说再扩大范围，不局限于肿瘤防治。任何机体的"土壤"如果不适于相应疾病的生长，机体就不会发生相关疾病。

# 第四节　王彦晖教授中医肿瘤治疗验案

## 导　读

国学本身秉承"唯用观"，它以效用为导向，中医起源自国学，因此，"用"乃中医的出发点和目的。正因如此，王老师常常教导学生："实践是检验真理的唯一标准。"疗效是学术思想的"试金石"，病案是疗效的证据。

接下来，我们以王彦晖教授临床治疗肿瘤病案3则为起点，深入探析其辨证治疗肿瘤之思路，以飨同道。

## 一、肺癌病案

患者，女，69岁。

2014年7月18日初诊。

**主诉**：发现肺部占位性病变2年，确诊肺癌2月余（中分化腺癌Ⅳ期）。

**现病史**：患者2年前体检时发现肺部占位性病变，未予重视，2个月前系统检查确诊为肺癌Ⅳ期，目前未予特殊治疗。刻下症见咳嗽，阵咳，少许白痰，偶胸痛，口干，腰酸，纳差，难寐，多梦。大便1~2天一行，质时干时稀，小便黄，夜尿2次。舌淡紫（＋），苔薄白腻。脉右沉弦（＋）细（＋）虚（＋＋），左寸浮弦尺虚。

**家族史**：其妹妹曾患乳腺癌。

**西医诊断**：肺癌。

**中医诊断**：癌病。

**中医辨证**：肺脾气虚，胆郁痰扰，气滞血瘀。

**治法**：补益脾肺，化痰利胆，理气活血。

**方药**：温胆汤加减。

党参30g，茯苓50g，陈皮20g，姜半夏50g，莪术30g，三棱30g，川牛膝20g，平贝母50g，山慈菇20g，炒白术12g，合欢皮50g，炒酸枣仁30g，生姜6g，大枣15g，生龙骨45g，生牡蛎60g，枇杷叶20g，炙甘草10g。

7剂，水煎服，每日1剂，1日2服。

2014年7月25日二诊，患者诸症缓解。舌淡（＋）紫（＋），苔薄白，脉右弦细，左弦（＋）细。在上方基础上加太子参50g，灵芝25g，浙贝母50g，紫菀10g；改莪术50g，三棱50g。14剂，水煎服，每日1剂。

2014年10月29日再来诊，自觉无不适。但根据诊查，舌紫（＋）尖红，苔薄白，脉左弦（＋）细（＋），右虚（＋）。继续施治。又因患者一段右脉极虚，黄芪有时可用到每剂80g。

至2014年12月26日，患者自觉无不适，舌紫（＋），苔薄白，脉右虚（＋），左弦（＋）细（＋）。处方变更为：党参20g，黄芪20g，陈皮15g，姜半夏50g，制天南星30g，莪术50g，三棱50g，川牛膝25g，茯苓20g，炒白术12g，炒枳壳5g，平贝母50g，大枣15g，生姜6g，炙甘草12g。用法同前。

继续补益脾肺、化痰活血祛瘀。一直治疗至今，患者状态良好。

● 【医案分析】

该患者诊断为肺癌后，用纯中药调理至今状态良好。在治疗之初，化痰利胆安神，补脾胃之气，行气活血化瘀。在治疗一段时间后，患者睡眠问题大有改善，处方稍作变更，继续补益脾肺，加强利湿化痰、活血化瘀，仍兼理气。平素除偶尔感冷后咳嗽，一般自觉无不适。陈皮、姜半夏、平贝母、浙贝母、山慈菇、枇杷叶、生牡蛎等化痰利胆；酸枣仁、合欢皮、生龙骨等理气重镇安神；党参、茯苓、炒白术、炙甘草、黄芪、太子参、灵芝等补益脾肺；三棱、莪术、川牛膝等活血化瘀。

首先要满足患者的睡眠需求。接下来，王教授每次诊查还十分关注二便尤其是大便的成形、质地问题，因为大便的干、软对于脾虚之人来说关系到很多用药的问题。只要出现质偏软，无论是全程偏软还是先干后软或是干软兼有都应该用到炒白术，有时根据需要也会兼用生白术。如果整个质地偏干，就要生白术，兼用理气之药如炒枳壳（实）、姜厚朴、炒莱菔子等帮助疏通整个机体的运转，腑气自然通降。而利湿化痰、活血祛瘀则贯穿全程，在人体正气允许的范围内，加大剂量。至于补虚用药的剂量，一般是根据脉象来判断的，并不是一味地祛邪。在整个治疗过程中，理清扶正与祛邪之间的关系，始终灌输"阴平阳秘"的指导思想。

## 二、肝癌病案

患者，男，60岁。

2013年9月2日初诊。

**主诉**：肝癌手术后1年余。

**现病史**：患者于2012年7月底经西医检查诊断为肝癌，大小3cm×4cm，行手术切除，后又行介入治疗①。现胸胁痛，大便每日2~3次，时溏，早醒，吞酸。舌淡（＋）紫（＋），苔白黏腻。脉左弦（＋）滑（＋）大（＋），右滑（＋）。

**家族史**：其父亲曾患肝癌。

**西医诊断**：原发性肝癌。

**中医诊断**：癌病。

**中医辨证**：肝郁脾虚，气滞痰湿血瘀。

**治法**：疏肝健脾，理气化痰，活血祛瘀，软坚散结。

**方药**：参苓白术散化裁。

茯苓30g，陈皮15g，姜半夏50g，枳壳5g，炒白术15g，吴茱萸3g，茵陈20g，鳖甲30g，川牛膝15g，莪术50g，三棱50g，赤芍25g，炒扁豆20g，泽泻30g，酸枣仁20g，合欢皮30g，龙骨30g，牡蛎60g，延胡索25g，川楝子15g，浙贝母50g，白花蛇舌草20g，生甘草10g。

7剂，水煎服，每日1剂。

以此方为基础，随症加减。第二诊即诉症状缓解。

2013年9月13日患者的CT报告与此前报告对比显示发现新的肝内占位。

2013年10月6日第四诊，时胸部抽痛，胸闷，胁痛。舌淡（＋）紫（＋），苔白黏，脉左弦（＋），右弦（＋）滑（＋）细

---

① 介入治疗：是利用现代高科技手段进行的一种微创性治疗。在医学影像设备的引导下，将特制的导管、导丝等精密器械，引入人体，对体内病态进行诊断和局部治疗。具有不开刀、创伤小、恢复快、效果好的特点。介入治疗是未来医学的发展趋势。

（+）。处方变更为：党参15g，茯苓90g，炒白术10g，陈皮15g，延胡索30g，合欢皮30g，厚朴15g，吴茱萸3g，姜半夏50g，莪术30g，茵陈20g，三棱30g，马钱子0.3g，山慈菇20g，浙贝母50g，炒酸枣仁20g，龙骨50g，鳖甲30g，神曲15g，牡蛎60g。用法同前。

2013年12月15日第十三诊：胸闷叹息，胁痛，胃不适。舌紫（+）尖红，苔白腻厚（+）。脉左弦，右弦（+）。将10月6日处方加砂仁10g，绿萼梅10g，川楝子10g，泽泻30g。

为进一步巩固疏肝理气安神，一度改每剂炒酸枣仁50g，合欢皮50g。

2014年3月28日第二十二诊：近日早醒，尿多。舌紫（+），苔淡黄腻厚（+）。脉左弦滑右滑。处方在前述基础上每剂加用车前子20g，泽泻50g，大腹皮15g，川楝子15g，减去党参。

2014年5月9日第二十四诊：近日CT检查报告病情稳定。

2014年7月24日又行介入治疗。

2014年8月22日第三十一诊：时觉气短，叹息，肝区抽痛。舌淡（+）紫（+），苔白腻厚（+），脉左弦（+）浮（+），又弦（+）细（+）。处方调整为：茯苓20g，陈皮20g，姜半夏50g，莪术50g，三棱50g，川牛膝30g，制天南星30g，焦神曲20g，生龙骨50g，生牡蛎90g，炒白术12g，炒白扁豆25g，醋延胡索30g，茵陈15g，醋鳖甲30g，炙甘草10g，合欢皮30g，泽泻30g，天麻12g。用法同前。在此方基础上，随着舌象、脉象和症状辨证施治。

2014年9月9日，再次行介入治疗。时难入寐。

2014年10月22日，又一次行介入治疗。期间体检病情稳定。

2015年12月11日第六十二诊，舌紫（＋），苔白腻，脉左弦（＋）滑（＋），右滑（＋）。调整处方为：茯苓20g，陈皮20g，姜半夏50g，莪术50g，三棱50g，川牛膝30g，制天南星30g，神曲20g，生龙骨50g，生牡蛎90g，炒白术12g，炒白扁豆25g，醋延胡索30g，茵陈15g，醋鳖甲30g，炙甘草10g，合欢皮30g，泽泻30g，天麻12g，生蒲黄30g，大腹皮20g，薏苡仁30g，磁石50g，射干15g，红花10g。相较前期逐渐加重祛湿化痰、活血化瘀的力度，同时兼顾重镇安神，保证睡眠充足，利于机体自稳态。后续治疗以此为基础方，随象与症的变化辨证治疗。

2016年3月29日行肝内病灶射频消融术①。

2016年6月26日第七十四诊，双胁不适，喜叹息，夜尿频。舌紫（＋），苔白黏，脉左弦（＋）浮（＋）滑（＋），右弦（＋）细。调整处方为：延胡索50g，炒白芍50g，炒枳壳6g，茯苓60g，陈皮15g，川牛膝30g，莪术30g，三棱30g，姜半夏30g，炒白术15g，合欢皮50g，泽泻50g，牡蛎100g，龙骨50g，党参50g，平贝母50g，炒紫苏子30g，桂枝8g，制天南星30g，焦山楂20g，炙甘草10g。期间根据患者舌象、脉象及症状之改变，一度改每剂延胡索80g，炒白芍80g，每剂另加青礞

---

① 肝内病灶射频消融术：射频消融术就是在 X 光血管造影机的监测下，通过穿刺股静脉、股动脉或锁骨下静脉，把电极导管插入脏器，先检查确定异常结构的位置，然后在该处局部释放 100kHz~1.5MHz 的高频电流，在很小的范围内产生较高的温度，通过热效能，使局部组织内水分蒸发，干燥坏死，无痛，不需全麻，局部组织损伤均匀，范围小，边界清楚，容易控制。有关专业人士认为，治疗肝脏恶性肿瘤安全有效，多数病变得到局部控制，但是仍需要密切监测以判断是否复发和远处转移。

石50g，薏苡仁30g，川楝子10g。

截至2016年8月17日为止，共行15次介入治疗。患者同时中药治疗至今，生活质量良好。

### ● 【医案分析】

原发性肝癌与中医癥瘕、积聚、胁痛、鼓胀及黄疸等病证类似。中医认为湿浊侵袭、饮食失宜以及情志失调是本病发生的主要原因，属本虚标实之证，本虚即脾胃气虚、正气不足；标实为毒瘀、痰湿蕴结。

从患者角度出发，原发性肝癌的癌肿达到手术切除的指征，可在服中药期间同时进行介入治疗，这正是中医药在防治肿瘤中的一大优势，即中医药能对患者进行肿瘤术后调理，改善患者体质，帮助患者调理全身身体状态。

整个治疗过程中，应注重患者的基本需求，减轻患者癌性疼痛等痛苦，在疏肝健脾的基础上，正气允许的范围内，逐渐加重祛湿化痰、活血化瘀类药物用量。根据患者的舌象和脉象的变化以及表现的症状，不拘泥于原来的固定思维，及时调整处方用药，在必要时大胆加大用药剂量，力争能够阻止或减缓疾病的恶化。在治疗的同时注意兼顾脾胃的运化功能，有助于药到效达。

方中党参、茯苓、炒白术、炒白扁豆等健脾益气；炒白芍、炒枳壳、合欢皮、川楝子等疏肝理气；陈皮、姜半夏、平贝母、生牡蛎、浙贝母、山慈菇、醋制鳖甲等化痰软坚散结；三棱、莪术行气破血；青礞石、龙骨、磁石等重镇安神。病情变化复杂，寒热错杂，虚实兼有，处方施治及变更的依据都是患者当时所处的状态。从用药上可看出，整个治疗各方面兼顾，用药精当。能够把握到这一点，除了有"阴平阳秘"的思想之外，真正能够做到象、症结合的辨证是功力所在。

## 三、卵巢癌病案

患者，女，61岁。

2016年5月25日初诊。

**主诉**：卵巢癌术后2年，发现癌转移1个月。

**现病史**：患者2014年4月因腹部肿块就诊，确诊为卵巢癌Ⅱc期，后行手术及8个疗程的化疗，8个月前发现CA199①及CA125②升高，1个月前PET/CT示部分腹膜及肠系膜增厚，代谢升高，考虑肿瘤转移伴腹腔积液，已经行2个疗程化疗。刻下症见疲乏，口干，偶胸闷心慌，偶咯痰，胃脘不适，纳差，寐可，大便日一行，质中，小便调。舌淡（++）紫（+），苔厚黄（+）腻，脉左虚（+）弦（+）细（+），右弦（+）细（+）沉。

**家族史**：其父亲曾患胃癌。

**西医诊断**：卵巢癌术后伴转移。

**中医诊断**：癌病、癥瘕。

**中医辨证**：脾肾阳虚，气滞痰瘀。

**方药**：附子理中汤化裁。

党参15g，熟附子6g，黄芩12g，干姜6g，姜半夏15g，茯苓60g，制天南星15g，莪术20g，炒白术30g，炒莱菔子30g，姜厚朴20g，炒枳壳10g，生龙骨50g，合欢皮50g，焦山楂

① CA199：是从人结肠癌细胞株中提取出来的一种糖蛋白，肿瘤标志物之一，主要用于胰腺癌的早期诊断，对某些良恶性消化道肿瘤也有一定的鉴别诊断价值。

② CA125：分子量在200～1000KD的大分子糖蛋白，肿瘤标志物之一，在卵巢癌的诊断、良恶性鉴别、复发预报、疗效监测以及预后判断等方面有较大的实用价值。

20g，生牡蛎80g，桂枝10g，醋制延胡索30g。

7剂，水煎服，每日1剂。

以此方为基础，在治疗期间同时化疗，根据化疗后各种症状加减用药。

2016年7月27日三诊，晨起恶心，痰白量多，腰酸，汗多，难入寐，血小板下降，贫血，易醒，肠蠕动差，便软，恶寒，恶热。舌淡（＋）紫（＋），苔白黏，脉左弦（＋），右细（＋＋）。调整方药，早上服用方：黄芪30g，党参10g，黄芩12g，干姜8g，姜半夏15g，茯苓30g，陈皮15g，炒白术45g，姜厚朴15g，枳壳6g，川牛膝20g，仙鹤草20g，柴胡12g，白芍15g，炙甘草12g，磁石45g。晚上服用方：党参20g，黄芩12g，姜半夏15g，合欢皮50g，炒白术45g，炒酸枣仁50g，柏子仁30g，黄精10g，青礞石50g，磁石50g，丹参30g，茯苓25g，炒枳壳6g，陈皮15g，珍珠母50g，姜厚朴20g，夜交藤30g，醋制延胡索45g，炙甘草10g。两方各5剂，水煎服，每日各方服半剂。

2016年8月10日第四诊，患者诉诸症大减。之后治疗，在此基础上根据患者的舌象、脉象及症状的变化，一度早上方中每剂黄芪用到50g，而晚上服用方则加大重镇安神的方药种类及剂量。

2016年9月21日第七诊，现肝区时痛，CA199升高。余无明显不适，舌淡（＋）紫（＋），苔白黏腻，脉左弦（＋）虚（＋），右虚（＋）。调整处方，早上服用方：黄芪25g，党参10g，黄芩12g，干姜8g，姜半夏20g，茯苓30g，陈皮15g，炒白术45g，姜厚朴15g，炒枳壳6g，川牛膝20g，仙鹤草20g，柴胡12g，炒白芍15g，炙甘草12g，磁石45g，杜仲20g，桂枝10g，莪术30g，三棱30g，制天南星20g，炒紫苏子30g，独活10g。晚上服用方：党参25g，黄芩12g，姜半夏20g，合欢皮50g，炒白术45g，炒酸枣仁50g，柏子仁30g，黄精10g，青礞石50g，磁石50g，丹参30g，茯苓25g，炒枳壳6g，陈皮15g，珍珠母50g，姜厚朴20g，夜交藤30g，醋延胡索45g，炙甘草10g，莪术30g，三棱30g，制天南星20g，杜仲15g，平贝母30g。用法同上。一直治疗至今，患者生活质量良好。

● 【医案分析】

患者未在手术后及时进行中药调理，在转移后化疗期间，化疗的副作用较明显，有贫血的现象，睡眠差，既难入睡又容易早醒，生活质量偏差。进行中医药治疗以后，化疗副作用明显减少，患者生活质量得到极大的提高，身体状态也有转变。可以说，虽然中医药治疗的时间相对很多患者而言不算长，但是效果明显。此案也是中医药在肿瘤术后调理及在减缓放化疗毒副作用中大有作为的体现，正是中医药在防治肿瘤中的优势所在。

方中党参、黄芪、茯苓、炒白术、炙甘草、桂枝、柴胡、仙鹤草等健脾升阳；陈皮、姜半夏、三棱、莪术、炒紫苏子、平贝母化痰软坚散结；炒白芍、合欢皮、炒酸枣仁、炒枳壳、姜厚朴、醋制延胡索、丹参等理气安神兼理气止痛；珍珠母、磁石、青礞石等重镇安神；山楂、炒莱菔子等消食理气；柏子仁、黄精、杜仲等补肾填精。整个治疗的过程，应根据患者所处的身体状态，正确辨证论治。

结语：肿瘤是一个全球难治性问题。以上基于数则验案探讨了肿瘤治疗思路，我们认为在中医肿瘤的治疗中首先应该满足三大基本需求，主要抓住"气"的病机，重视痰湿、瘀血等病理产物，以象、症结合辨证为主，在细微观察和精准的辨证下大胆使用重剂（未经精准把握，切勿盲目试用），把"阴平阳秘"作为指导思想。可以在缓解患者痛苦、提高生存质量、延长生存周期几大方面大有作为！

# 第五节　肿瘤患者生活注意事项

**导　读**

众所周知，恶性肿瘤是威胁人类健康的一大杀手，随着科学技术的发展，恶性肿瘤的发病原因已经越来越清楚，治疗手段也日益丰富，统计数据表明，近十多年来恶性肿瘤的总发病率逐渐提升，但总死亡率显著下降，说明人类在某些恶性肿瘤的治疗中取得了可喜的进步。

## 一、哪种患者适合用中药抗癌

事实上，中医治疗适用于肿瘤的任何一个阶段，因为在任何情况下，改善体质土壤都是一件有益的事情，我们建议以下四种患者可进行规范的中医干预治疗。

### （一）怀疑患肿瘤但未明确诊断者

如单纯的肿瘤标志物升高，或有可疑占位但还没能下定决心做有创（如穿刺、活检等）的病理检查的。这时候进行体质土壤改造，可以有效地降低风险。

### （二）已确诊恶性肿瘤并已完成西医常规治疗者

如手术及放化疗等，尽早进行体质土壤改造。

### （三）确诊癌症但不适合手术者

如晚期的没有手术机会的患者，病灶位置难以手术、年龄太大或其他原因无法手术的癌症患者。中医治疗对于缓解痛苦、延长生命仍起到了很大作用，能改善患者"带瘤生存"的生活质量，甚至在一些案例里，实现了肿瘤的治愈。

放化疗期间的患者，中医治疗对减轻放化疗的毒副作用有着较好的效果。

## 二、癌症患者应该服用多久的中药

经常有癌症患者问：我应该吃多久的中药？长期吃中药会不会产生什么问题呢？王教授在多年临床经验的基础上，经过深思熟虑，给患者们以下建议：总的来说，中药不仅对于降低癌症复发转移概率有着显著作用，而且中药治疗癌症是针对体质土壤的改造，这种改造的过程，也是对体质改善的过程，在辨证用药准确的前提下，不但没有毒副作用，还能增强体质。

我们甚至经常看到一些早、中期癌症患者，在多年服用中药后看起来比其未进行中医调理的家属要"年轻健康"，原则上坚持长期服中药是安全而且是大有好处的，但是由于每个人的条件不同，不是所有人都能接受终身服用中药，因此要注意以下两种情况。

### （一）对于晚期癌症患者

中药对于改善生活质量、延长生存期通常能起到重要作用，而且治疗空间较小，时间紧迫，因此建议尽量坚持服用中药，不宜随意停药。

### （二）对于早、中期癌症患者

一般在手术后的3~5年内（具体情况由医生判断），应该每天按时按量服用中药，不宜随意停药，以尽快实现癌症体质土坏改造，防止肿瘤复发转移；而在完成3~5年的体质改造后，建议至少半年就诊一次，以判断和及时纠正体质。术后体内残存的癌细胞很容易在未经改造的体质土壤里继续繁衍，因此体质改造是一件刻不容缓的事，经常见到因掉以轻心错失最佳治疗时机的患者，真是追悔莫及。

### 三、"是药三分毒"对吗？

有些患者担心"是药三分毒"，事实上，很多人没有正确理解这句话的含义。首先，这句古语中的"毒"指的是药物的偏性而非毒性，把这个"毒"简单理解为毒性是对古语的误读；其次，药物的偏性也是其药性的一部分，建立在正确辨证基础上的方剂则不存在药物偏性过度的问题，因此也就没有副作用。总之，在准确辨证基础上的中药方剂是可以长期安全服用的。

### 四、癌症患者生活注意事项

#### （一）睡 眠

古人把夜里11点至次日凌晨1点这段时间称为子时，为胆经的循行时间，又是一天中阴气最盛的时候，此时人应和大自然节律保持一致，进入睡眠状态。

肝与胆相表里，长期晚睡的人肝胆气不疏，全身气滞，时间长了就形成了痰湿瘀血等病理产物，而肿瘤就是痰湿瘀血所导致的结果。从西医学的角度看，混乱的作息使神经内分泌功能紊乱，使免疫系统功能紊乱或低下，抑癌和长癌的平衡被打破，即形成了癌症。

人在得了癌症之后，为了使已经出现问题的身体尽量趋于平衡，使神经–内分泌–免疫系统的功能尽可能恢复最佳状态，必须在子时之前进入睡眠，因此我们建议癌症患者不要晚于晚上11点上床，应做到在晚上11点前入睡。每个人需要的睡眠时长不同，平均为8小时，癌症患者的睡眠应以充足（早晨自然苏醒而非凌晨早醒）、规律为好。

### （二）饮　食

原则上，由于食物也有偏性，选择饮食也是需要辨证的，每个人存在个体差异，癌症患者也不例外。

随着物质生活条件的改善，当今社会上人们的饮食结构普遍失衡，荤食在很多人的饮食结构中占了过高的比重，一些与代谢性相关疾病[①]随之而来。我们常见到许多癌症患者在确诊之后，由于担心缺乏营养，不但没有将饮食结构调至均衡，反而大量进补各种营养食材、中草药、大鱼大肉等。殊不知，癌症既为病理产物，其大多有实邪的存在，尤其是对于那些纯实证的患者（舌苔厚腻，脉大），过度的"营养"往往促进了癌细胞的生长。在我们的临床观察中，一些早、中期癌症患者在短期内（一年甚至半年内）发生复发、转移的，仔细询问大多有大量"进补"的经历，只可惜追悔莫及了。

因此，我们建议癌症患者：饮食切莫过分追求所谓"营养"，蛋白质并非越多越好，应在一般饮食结构的基础上，再减少一些动物性食物的摄入，荤素比应小于1∶5，荤食的量控制在每日60g以内。建议多吃芋头、莲藕、白萝卜、冬瓜、丝瓜、

---

① 代谢性相关疾病：即因代谢问题引起的疾病，包括代谢障碍和代谢旺盛等原因。这里主要指糖尿病、高脂血症、肥胖症、高尿酸血症、痛风等疾病。

葫芦等活血化痰的食物。

### （三）运　动

癌症患者的运动应以舒筋活络为主，强度以运动之后不感到累为标准，建议常做打坐、八段锦、甩手操等柔和舒缓的运动（运动方法见我们的公众号：厦门燕来福国医馆），运动最佳时间为上午。

### （四）相对稳定的生活环境

患者生活环境的变动，对身体内环境必然造成一定的影响，不利于身体内环境的稳定，比如许多人换了床就睡不好。因此病情较重的患者，应当注意以下两点：

1.减少不必要的生活环境变动（比如旅游）。

2.尽量保持稳定的心情，减少容易引起患者情绪激动的言语和行为。

### （五）切勿自行乱吃药材和保健品

现在市面和网络上关于抗癌药材及保健品的宣传层出不穷，常见的有灵芝、海参、冬虫夏草、燕窝等名贵药材，亦有白花蛇舌草、半枝莲等经过药理实验证明有"抗癌"功效的清热解毒药，还有一些国外进口的天然药物如南非叶等，令人迷惑不已。事实上，药材并无好坏之分，只有是否对证之差。建立在准确辨证基础上的用药，才能对身体有益。我们不主张未经诊断地盲目用药和滥用保健品。

**结语**：一个医生治病的疗效好与否，既取决于辨证用药是否准确，还要看患者服药期间是否按照医生所要求、建议的去生活，二者互相结合，方能相得益彰，取得满意的结果。

常言道："成功在八小时以外。"对于肿瘤的治疗，我们也可谓："成功在诊室之外。"这些肿瘤患者生活起居注意事项，是王彦晖老师肿瘤治疗的学术精华与半生治疗经验的提炼，从发病到治疗，从服药到生活的方方面面，有理有据，深入浅出，简单可行，可谓"居家旅行必备之灵药"。希望读者常常阅之，防微杜渐；希望患者时时习之，配合医生，药半而功倍。

# 第四章　走进生活看肿瘤

## 导　读

《素问·四气调神大论》云："是故圣人不治已病治未病，不治已乱治未乱，此之谓也。"《灵枢·逆顺》亦云："上工刺其未生者也；其次，刺其未盛者也……上工治未病，不治已病，此之谓也。""上工治未病"涵盖未病先防、已病防变、已变防渐等多方面的内容，凡医者，必以此为鉴，不仅要治病，而且要防病；不但要防病，而且要防病变，抢夺疾病的主动权。

王彦晖教授创造性地提出了"上患治未病"一说。即患者日常注重摄生养性，养成良好的生活作息，预防肿瘤之发生；发病以后，积极调整，配合医生，占得先机；治病同时，防止病变。患方是医疗关系的半边天，患方的积极作为是抗癌成功的一半。

这一章，我们秉承"说实话、谋实事、出实招、求实效"的原则，将"上患治未病"推进肿瘤患者生活的方方面面，确保落到实处、见到实效，可谓肿瘤患者居家旅行必备之宝典！

# 第一节 肿瘤患者生活攻略

俗话说得好，"病三分治，七分养"。日常生活的养生对疾病的治疗作用不容小觑。很多患者前来就诊时，都会问及关于从饮食、生活等方面如何保健的问题。即使患者不问，王彦晖教授每次也会细细嘱咐患者生活起居问题，也有时候是我们学生代劳。

应广大患者要求，我们汇而总之，撰写了"肿瘤患者生活攻略"，助攻患者更好地与病魔斗争，取得可喜之战果！

## 一、总攻略——改善体质

首先，我们来说说肿瘤患者的普遍体质。多数人生而携有肿瘤基因，但却不是每个人都患肿瘤。为什么呢？为什么患肿瘤的人是你？这是因为肿瘤患者往往摄生不慎，导致体内环境适合肿瘤生长，所以肿瘤基因便发育、长大，形成癌肿。

什么样的人容易患肿瘤？老师数十载临床实践发现，肿瘤患者多属痰湿瘀血体质。痰湿瘀血的症状多为：嘴唇偏紫，脸色比较晦暗容易油光满面，舌色偏紫，舌苔较为厚腻，平时喜食肥甘油腻之品，常觉身体困重，精神不振，大便不畅，口臭等。这样的人，体内环境犹如一个脏乱差的屋子，空气流通性差、阴暗、潮湿、藏污纳垢，有利于肿瘤破土而出、蓬勃滋长。

治病交给信任的医生，患者在日常生活中注意保持一个通畅的身体内环境，医患双方，相辅相成，疗效更佳。

## 二、生活攻略之饮食篇

很多患者都曾问老师"可不可以吃海参、冬虫夏草、灵芝……""是否需要大补"。切记，身体不是你想补，想补就能补。肿瘤患者多属痰湿瘀血体质，为"阴实"的状态。试想一下，一根外有破损、内有堵塞的水泥管道，再强行塞入水泥，不仅不能修补破损的管道壁，反而与内容物杂糅，加重堵塞。因此，饮食攻略第一条：切记乱吃补品、营养品、保健品。

饮食上，肿瘤患者最好的进补方式为"清补"，清淡饮食。

按照"中国居民平衡膳食宝塔"，合理搭配，即五谷杂粮＞蔬菜瓜果＞鱼肉蛋奶＞油盐。饮食攻略第二条：不必刻意强调进补，清淡饮食即可。

### 中国居民平衡膳食宝塔（2016）

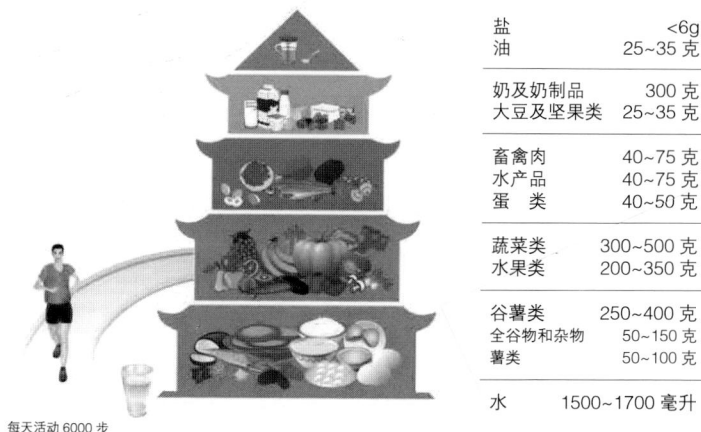

| | |
|---|---|
| 盐 | <6g |
| 油 | 25~35 克 |
| 奶及奶制品 | 300 克 |
| 大豆及坚果类 | 25~35 克 |
| 畜禽肉 | 40~75 克 |
| 水产品 | 40~75 克 |
| 蛋 类 | 40~50 克 |
| 蔬菜类 | 300~500 克 |
| 水果类 | 200~350 克 |
| 谷薯类 | 250~400 克 |
| 全谷物和杂物 | 50~150 克 |
| 薯类 | 50~100 克 |
| 水 | 1500~1700 毫升 |

每天活动 6000 步

具体来说，建议平日多食谷类，如薏苡仁、黑豆、黄豆等；青菜推荐多吃芹菜、空心菜、苦瓜、冬瓜、丝瓜、茄子、芋头、黑木耳、紫菜、海带、萝卜等；水果推荐山楂、甘蔗等；还可泡制玫瑰柠檬茶，时而饮之，可调畅心情，加强代谢。少食油腻、辛热和煎炸类食物。

### 三、生活攻略之睡眠篇

睡眠是第一大补。民间有句俗语："睡个好觉，等于吃只老母鸡！"

睡眠攻略第一条：晚上11点之前必须入睡。

《黄帝内经》曰："凡十一脏皆取于胆。"晚上11点至凌晨1点（子时）是胆经巡行之时，是胆经最旺的时候。足少阳胆对应相火，相火要归位，要藏在肾水当中才能化生元气，这是一身之根本。假如这时不睡觉，长此以往，胆经不畅，相火不归位，就会呈现一派"上火"之象，症见口苦、眼睛干涩、叹气、面容缺乏光泽等，机体能量被耗费，进而能量短缺，相火离位，不能化生元气。

睡眠就是一种静养，若论阴阳，睡眠属阴，是补，是养，是收敛；清醒属阳，是激发，是活力，是朝气。只有阴阳平衡，人的状态才能好。

睡眠攻略第二条：不赖床。

充足的睡眠，不等于赖床。正所谓："阳气者，若天与日，失其所则折寿而不彰。"起床过晚，也会影响阳气生发。所以，还是"听妈妈的话"——"早睡早起精神好！"

睡眠攻略第三条：午时小憩。

午时（11点至13点）是人体阳气最盛之时，也是阴阳交替之际，此时，适当的休息，使身体阴阳得以平衡过渡，可提神醒脑、补充精力。建议癌症患者最好能睡个午觉，秉着"子时大睡，午时小憩"的原则，午睡以30分钟左右为宜，不超过1小时。

## 四、生活攻略之运动篇

《黄帝内经》有云："少火生气，壮火食气。"我们可以这样理解，生命的过程犹如烧柴，让自己舒服地锻炼，犹如火苗持续燃烧；每天适量运动，达到最舒适的状态，犹如每天给小火苗扇扇风，温和地助燃；大量的运动，犹如使劲地扇风，火苗变大，越烧越旺，柴便很快燃烧殆尽。过量运动，加快身体精微的消耗，消耗大于增添，长期下来体能会减弱。要让自己的生命能持久稳定的存在着，这是人的最佳状态。因此，建议患者运动宜动静结合，不宜过累。偏静的运动如瑜伽、太极、八段锦、五禽戏等；偏动的运动如慢跑、乒乓球、羽毛球等。

## 五、生活攻略之情志篇

肿瘤患者最重要的养生是保持心情愉悦舒畅。

情志攻略第一条：内修——"半休息"状态。

少想些工作的事，放下些生活压力，给自己的心灵松松绑，多爬爬山，多散散步，沿海边走走……

情志攻略第二条：外养——沟通情感。

关注身边照顾你、支持你的家人，与亲朋好友多聚聚会，沟通感情，温暖彼此的心灵……

也许，你以前的人生中最重要的是工作、是名利、是得到，而这些与亲人之间看似再平常不过的小事,直接被你忽略或无视了。不妨,趁着疾病的机会,去体验另一种生活,也不失为一种"塞翁失马焉知非福"的智慧。

肿瘤治疗是一项必须医患双方默契配合,患者内外兼修的游戏。赢得这场游戏并不难,按照我们的攻略,去体验,去感知,去修炼,调整心态,清淡饮食,保证睡眠,适量运功……最后,治疗效果怎么样?身体会告诉你答案!

# 第二节　作为肿瘤患者家属，
# 　　　　能做些什么

　　前几天，王彦晖教授门诊来了一位患者家属，是一位老父亲，他的儿子已至癌症晚期，才20岁。20岁，正是风华正茂的年纪，却因病所困，无法走出家门亲自到诊室看病了。"可怜天下父母心"，老父亲走出诊室的背影，让我们每个人内心都为之一颤。

　　大多数时候，医生、护士，乃至整个社会，关注的焦点只聚集在患者本人身上，常常忘了患者家属也是至关重要的一部分。

　　肿瘤患者家属通常都是手足无措的，内心千头万绪、百感交集，常感心有余而力不足，甚至恨不得代为受苦。为什么他/她会生病？病情已到什么程度了？还有没有机会治愈？还有多长的存活期？我们能为他做些什么？要不要把病情告诉他/她……所有的问题涌上心头，更与何人说。

　　那么，作为肿瘤患者家属，究竟该做些什么？能做些什么？

　　首先，应当正确看待患者得癌的事实。通常情况下，家属比患者本人更早知道疾病诊断情况。当家属得知病情时，尤其是当得知是恶性肿瘤时，会出现崩溃、无奈、焦躁各种负面情绪，这都是可以理解的，确实需要一个心理接受过程。但是，作为患者的重要支撑，家属需要在较短时间内调整好自己的心态、选择恰当的时机、根据患者的性格，告知患者本人病情。患者本人知晓病情，有利于配合治疗，而且，有时的刻意隐瞒，反而容易引起猜忌。往往很多时候，家属刻意隐瞒、闪烁其词的同时，患者本人已经猜得八九不离十，甚至胡思乱想，所猜测的情况比事实更严重。

第二，与医生沟通，尝试学习必要的医护知识。大多数家属都是非专业人士，选择相信医生的专业性是必要的。尝试了解相关知识，对理解医生的治疗以及讨论相关方案是有帮助的，而且可以缓解内心的焦虑。因为不懂，所以焦虑，真正了解了相关知识，反而容易接受事实，积极投入治疗。

那么作为病人家属，该学习哪些相关知识呢？

1. 疾病的影响因素是复杂的。

2. 根据对疾病的预后情况形成理性判断，不盲目乐观，也不悲观绝望。

3. 学习护理知识，这一点是刚性需求。对患者的照顾不是盲目的，也不是道听途说，在饮食、起居等日常生活习惯上需要与患者一起努力，家属的陪伴会给予患者心灵莫大的慰藉和能量，十分有利于治疗。

第三，与患者多交流，关注他们的感受。人都是渴望被关注的，生病的时候尤其如此，而家属是离他们最近、也是他们最信任的人。有些患者，可能怕家属担心，选择默默忍受，作为家属应当及时关注到这一点。

1. 家属不要凭想象去揣测患者的感受，要与患者直接交流。多交流，可以转移他们一部分注意力，有利于减轻他们的痛苦。

2.在与他们交流的时候，应该注意言语上的措辞、说话的方式，传递出与他们共同努力的情感。

3.对于患者的要求，要做出适当的反应。

4.对于部分临终患者，尽量满足他们未完成的心愿，不过度治疗，以减轻患者痛苦为主，尊重患者自己的选择，让他们平静地走过人生最后一段历程。

最后，家属更应该照顾好自己的身心健康。家中有人生病，家属的情绪多多少少都会受到影响，照顾好病人的同时，应该意识到自己身体健康的重要性。要知道，除了照顾病患，可能还要正常的学习或上班，这就需要比平时需要更大的精力。身体是革命的本钱，不要因为透支，让自己也生病。照顾病患是一项伟大而艰巨的持久战，家人们共同承担、轮流照顾，团结一心共抗病魔，一定能取得战役的胜利！

# 第三节 乳腺癌——中国
# 最可怕的"女性杀手"

2018年2月，国家癌症中心发布了最新一期的全国癌症统计数据①。数据显示：平均每天超过1万人被确诊为癌症，每分钟有7个人被确诊为癌症。值得我们警惕的是，肺癌在中国男性患者中，致死率排名第一；而在女性患者中，乳腺癌高居榜首。先看数据表格：

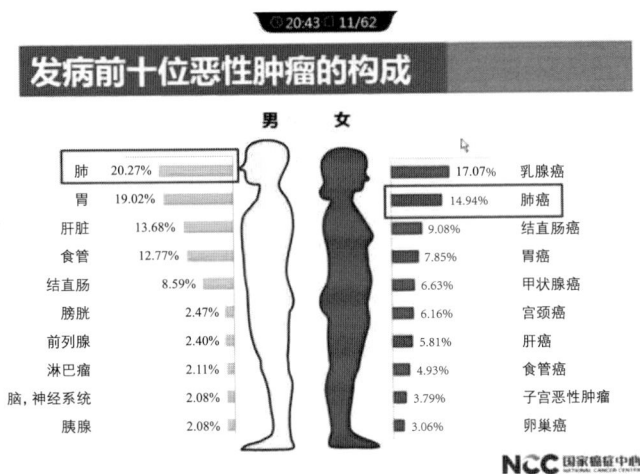

发病前十位恶性肿瘤的构成

| 男 | | 女 | |
|---|---|---|---|
| 肺 | 20.27% | 17.07% | 乳腺癌 |
| 胃 | 19.02% | 14.94% | 肺癌 |
| 肝脏 | 13.68% | 9.08% | 结直肠癌 |
| 食管 | 12.77% | 7.85% | 胃癌 |
| 结直肠 | 8.59% | 6.63% | 甲状腺癌 |
| 膀胱 | 2.47% | 6.16% | 宫颈癌 |
| 前列腺 | 2.40% | 5.81% | 肝癌 |
| 淋巴瘤 | 2.11% | 4.93% | 食管癌 |
| 脑,神经系统 | 2.08% | 3.79% | 子宫恶性肿瘤 |
| 胰腺 | 2.08% | 3.06% | 卵巢癌 |

NCC 国家癌症中心

① 全国癌症统计数据：全国肿瘤登记中心负责全国肿瘤登记数据收集、质量控制、汇总、分析及发布工作。由于全国肿瘤登记中心的数据一般滞后3年，本次报告发布数据为全国肿瘤登记中心收集汇总全国肿瘤登记处2014年登记资料。

基于此，本文将主要讲述乳腺癌易发人群、乳腺癌自我防护两大问题。

## 一、乳腺癌易发人群

### （一）本身患有卵巢癌，有乳腺癌家族史者

有5%~10%的乳腺癌具有家族性的。特别是有母亲或者姐妹患有乳腺癌的，患病风险比普通人群高2~3倍。

### （二）初潮早、停经晚者

初次月经在12岁以前，停经在55岁以后的人群，患乳腺癌的风险比普通人高1~2倍。

### （三）单身、晚育、未哺乳者

未生育或在35岁以后才生育的，因缺乏孕激素的保护，更易受到过量雌激素的刺激。

### （四）高脂肪饮食、肥胖者

脂肪里的芳香化酶物质越多，会将女性体内的雄性激素转化为雌性激素，刺激乳腺细胞过度增生，导致恶性肿瘤。肥胖人群患乳腺癌的风险比普通人高1~1.5倍，乳腺癌扩散风险高2倍。更年期后女性如果超重或者肥胖，患乳腺癌的概率会增加30%。

### （五）长期压力大、心情抑郁者

压力会影响各种激素的水平，抑制免疫系统发挥作用。精神长期处于应激状态、经常熬夜，会导致内分泌失衡，增加患乳腺癌的风险。

### （六）乳腺增生者

良性的乳腺增生一般不会恶变，但乳腺增生中年龄较大、病史较长、肿块较大、肿块与月经关系不明显者，则有可能发

生恶变。

## 二、乳腺癌的自我防护

### （一）每月进行乳腺自查

乳腺自查可能不能完全排除乳腺疾病，但是作为最便捷迅速的自我防护措施，至关重要。很多乳腺癌患者因为自发现及时，治疗积极，预后良好。月经正常的女性，自查的最佳时间是在月经来潮后的第9~11天，这时比较容易发现病变，绝经后的中老年女性不受时间限制，可以随时检查。自查分四步，每个月都要进行。

看：面对镜子，双手下垂，仔细观察乳房两边是否大小对称，有无不正常突起，皮肤及乳头是否有凹陷或湿疹。

按：左手上举至头部后侧，用右手检查左乳，以手指指腹轻压乳房，感觉是否有硬块。由乳头开始做环状顺时针方向检查，逐渐向外（约三四圈），至全部乳房检查完为止。用同样方法检查右边乳房。

躺：卧平躺下来，左肩下放一个枕头，将右手弯曲至头下，重复"按"的方法，检查两侧乳房。

查：除了乳房，还要检查腋下有无淋巴肿大。再以大拇指和食指压挤乳头，注意有无异常分泌物。

光养成自查的好习惯还不够，仍有可能因个人手法不正确而贻误病情。建议生活中或自检时发现异常者，要及时咨询医生。同时，良好的生活方式仍是身体健康的首位因素。

### （二）定期接受检查

此外，要接受定期体检和进行潜在的癌症筛查，特别是乳腺癌，这一点很重要。

《中国抗癌协会乳腺癌诊治指南与规范（2017）》建议：

40~45岁女性每年做一次乳腺钼靶检查，致密型乳腺推荐与B超联合检查。

45~69岁女性每1~2年做一次乳腺钼靶检查，致密型乳腺推荐与B超联合检查。

70岁以上女性每2年做一次乳腺钼靶检查。

早发现、早诊断、早治疗是癌症疗效的关键。女人如花，定期呵护、保养才能娇美。只要广大女性，能按照上诉建议，增强意识，按时自查，定期检查，便能防患未然，"女性杀手"又有何妨？

# 第四节  鼻咽癌放疗后的康复锻炼

唾液腺损伤和局部肌肉关节损伤常见于鼻咽癌或口腔癌等头面部肿瘤的放疗或手术后，因分泌唾液的腺体被破坏、局部肌肉关节组织损伤，导致持续性口干，咀嚼肌和颞颌关节纤维化引起的张口困难，颈部肌肉关节纤维化引起的颈部活动受限等慢性、远期的副作用，进行积极的康复锻炼有利于预防和减轻。

在此为有需要的患者介绍几种常用的康复锻炼方法：

## 一、茶  漱

每次进食后用温茶或温水漱口，鼓颊与吸吮动作交替结合，充分含漱1~3分钟，消除齿缝间的食物残渣，达到洁齿、保持口腔卫生的作用。

## 二、叩  齿

上下牙齿轻轻叩打或咬牙，每天2~3次，每次100下左右，最后用舌尖舔牙周3~5圈结束。这样做可坚固牙齿，充分锻炼咀嚼肌，预防其纤维化。

## 三、咽  津

经常做吞咽动作，使津液下咽，可刺激唾液分泌，湿润咽喉部，减轻口舌干燥，并能运动舌头，牙齿及颊部的肌肉，防止口腔功能退化。

## 四、鼓　腮

闭住口唇向外吹气，让腮部鼓起来，将双手大拇指放在鼓起来的颊部，轻轻按摩颊部和颞颌关节，顺时针做，以防因颞颌关节及其周围肌肉组织的纤维化而引起的张口困难。

## 五、弹　舌

微微张开口，让舌头在口腔里碰动，通过舌头在口腔里的运动，锻炼其灵活性，预防舌肌发生萎缩而功能退化。

## 六、摇　头

摇头可以预防因颈部关节肌肉纤维化而引起的颈部发紧和颈部活动受限。除了左右前后摇动以外，放松肩颈常用的绕颈运动也是推荐的。

中医学博大精深，除了中医药、针灸、推拿等，还有太极、五禽戏、八段锦、导引等各种传统保健活动。"整体观"贯彻中医学的方方面面，只要是有利于疾病治愈、机体恢复的，皆可用之。上诉康复锻炼方法简单易行，且不受场地限制，鼻咽癌或口腔癌等头面部肿瘤的放疗或手术后患者不妨学而习之。

# 编 后 感 言

## 张阳扬编后语

我叫张阳扬，一名普通的中医学专业研究生，在研究生阶段，能够参与《战胜癌魔》一书的编辑，实属荣幸；师从王彦晖教授，实乃幸甚之至。

王彦晖教授的门诊病患，多为肿瘤患者。初诊时，先由我们研究生进行问诊，这个简短的沟通过程中，我们常常感知到病人对于肿瘤的恐惧、无知、疑惑、忧伤……临床上，囿于恐惧、无知而导致选择了错误的治疗方式，抑或贻误了最佳治疗时机，而加重病情的患者数不胜数。

康尼尔大学生命科学研究院的一位教授曾至我校演讲，主题是关于肿瘤的研究，只见教授先画了一个"笑脸"的表情，再画了一个"生气"的表情。当时我们倍感疑惑，不知其意欲何为。接下来，教授娓娓道来，癌细胞是由自身细胞转变而来的，我们何必执着于对自身细胞动粗，不是更应该想想好端端的自身细胞为什么"生气"？是否是由于我们未曾好好地呵护它，与之达成良好的"沟通模式"？这个比喻，醍醐灌顶，令我牢记至今。

王彦晖教授提出的癌症"种子—土壤"学说新论，中医状态学，关注肿瘤患者三大基本生理需求——饮食、睡眠、二便，结合舌、脉辨证让自身内环境回归"平衡"，与"好细胞"共生，甚至利用身体自身调节让"坏细胞"减少、凋亡。这些理论的本质皆为呵护患者身体，帮助患者与身体重建良好的"沟通模式"。

王彦晖教授的临床治疗案例，治疗方案五花八门：手术＋中药、纯中药治疗、放化疗＋中药……不难发现，中医药在减轻甚至消除放化疗毒副作用、延长生存期、提高生存质量方面，占据着得天独厚的优势，扮演着无可替代的角色。

当老师谈及撰写一本关于肿瘤的"田园式访谈录"时，学生们一呼百应，群策群力，众志成城。中医药的疗效，大家有目共睹，我们无条件地相信：这本书绝对可以造福广大肿瘤病患。通过田园式访谈，让患者亲口述说患癌后的治疗、心境、家庭关系以及生活型态的变化，并客观记录、呈现出来。事实胜于雄辩，癌症并非"不治之症"，只要经过正规的治疗，患者也能拥有良好的生活品质，有尊严地度过抗癌岁月。

通过访谈，我们也学习到对于肿瘤中西医不同的看法，拓宽了视野。西医方面，首选是手术，此外尚有化疗、放疗、靶向治疗、内分泌、免疫治疗等。这些手段都是针对肿瘤本身，即对这个多出来的病理性产物，进行消灭铲除，这是西医之优势。但是，不容忽视的是，这个过程，难免对患者自身产生不可逆的破坏，如化疗后的神经毒副作用等。

我们这本书最重要的目的，是挖掘出肿瘤治疗的最佳方案。我将其总结为："手术＋中药"为首选；其次为"其他西医治疗＋中药"，如"放疗＋中药""介入＋中药""靶向＋中药""免疫治疗＋中药"等。对于广泛转移无手术/放疗/靶向指征肿瘤患者，延长生存期是患者唯一需求，则建议选择纯中药姑息治疗，减少疼痛，提升患者带瘤生存的生活品质。希望更多患者能从本书中有所裨益，积极面对生活与疾病，选择正确的治疗，有尊严地度过抗癌岁月。

# 周莎编后语

癌症，是当今社会威胁人类生命的"第一杀手"，无论中医、西医，处理起来都甚为棘手。王彦晖老师从医半生，不畏艰难，治疗了相当多的癌症患者。癌症的病因、发病机制复杂诡谲，王老师的"种子—土壤"学说新论深入浅出，其丰富内涵囊括了诊断学、疾病学、基因学……中医与西医结合，多学科融集，传统与前沿交叉。在临床上，凡是能为人类的健康做出贡献的，中药、针灸、推拿、导引、心理疏导……皆被王老师拿来用之。

人们往往误以为中医自成一派、文人相轻，偏执、守旧，殊不知，中医这位已逾2000岁的老人，最开明、最大气、最包容，存在即合理，世界上一切所谓"相""态"，皆可解释，去伪存真、去粗取精。

中医是一门踩在前人肩膀上求知的学科，师带徒，言传身教，耳濡目染。在2000多年的历史长河中，江山代有才人出，各领风骚数百年，承载着"匠人精神""劳模精神"而发展。癌症，今日世人眼中的"不治之症"，如同昔日之肺结核，旧时之天花一样，随着时代的进步，医学的发展，一定会被攻克，如"慢性病""常见病"一般。

王老师常言："不要排斥西医，不要排斥任何东西。"一个封闭的学科，时刻都倾向于先否定，是无法完成自我进化与迭代升级的。拥有开放的心态，才能持续进化。

所谓，生非异也，善假于物也。

# 王錾编后语

我是一名中医系的本科生，在最开始加入这个团队的时候，我对肿瘤并没有很多的了解，也没有中医是如何治疗肿瘤这一概念，但是通过这一段时间的工作，我学到了很多，不仅在肿瘤治疗方面，还有对人生的思考。

作为一名本科生，我们学习的都还是基础知识，没有临床经验，在这之前我对中医治疗肿瘤没有任何了解。亲人们也有得肿瘤疾病的，但是治疗完全是按照西医的思路。自去年寒假来，第一次将第一份采访录音转化为一篇文章，真正地听完了所有人的讲述之后，我自己的想法是，肿瘤治疗并不是单独的西医治疗，或单独的中医治疗，两者结合才能达到最好的治疗效果。没有哪一种治疗方法是绝对的好，两者结合，能够解决绝大多数患者的问题。

说起来可能惭愧，最开始的时候我是希望录音时长能够越短越好，这样我的工作便可以很轻松，但是当我用心地完成第一篇的时候，我的想法就改变了。我希望能够从这些录音中听到更多的故事，更多的经历，更多的心路历程。听着这些录音，我仿若身临其境，我好像就是这位患者，一起悲伤，一起快乐，一起感受病痛的折磨，然后一起战胜了肿瘤的痛苦。从这之中也完成了对自己心灵的一次洗礼。

这真的是一本非常不一样的书，它站在患者的角度，带领大家去了解，去切身体会肿瘤。肿瘤虽然可怕，但是它不能成为我们人生的绊脚石，与其在悲伤叹气中消耗时间，不如积极去接受治疗，过上向往的生活！

非常高兴能够参与到这部书的编写中，也很庆幸当初的自己能够抓住了这一次珍贵的机会。希望我们的书帮助到更多的人。

# 宛金编后语

兜兜转转，这部书的编写长达一年多，作为这部书的主要负责同学，肩上自然有一定的压力。希望我们的书能够让世人接受，希望我们团队的努力能够结出预期的成果。

作为老师的研究生，这部书代表的不仅仅是部著作，它似乎记录了我们这三年来的学习过程与学习成果。也可以说是一次学习上的检验。在这个过程中，学习到的，经历到的，收获到的，不可言喻。

最后，回顾一下我们的初衷吧，希望这部书能够帮助到更多的癌症患者及其家属，帮助到更多的同仁加深对这个疾病的了解和认识。希望对社会有所帮助，对人类有所贡献。